L'Art de caresser un homme

L'Art de caresser un homme

LE GUIDE ÉROTIQUE ILLUSTRÉ

Jeremy Alexander

Charles Beauregard

ISBN 978-0-9919001-1-4

Remerciements

Nous aimerons remercier toutes les personnes qui nous ont aidés dans l'élaboration de ce livre.

Pour nous rejoindre

veuillez visiter notre site web à www.dexteros.com.

Mise en garde

Ce livre est destiné à des fins éducatives ou de divertissement. Les auteurs, illustrateurs et éditeurs ne peuvent être tenus responsables de l'utilisation ou de la mauvaise utilisation de toute technique sexuelle ou de toute suggestion présentée dans ce livre ni de toute perte, dommage ou blessure causés par les informations qu'il contient. Veuillez utiliser votre bon sens. Si vous avez un problème de santé, veuillez consulter un professionnel de la santé avant d'expérimenter toute technique ou tout dispositif. Assurez-vous d'avoir des pratiques sexuelles sécuritaires et consultez un médecin si vous avez des questions à ce sujet. La mention de tout accessoire ou tout dispositif sexuel ne constitue pas une approbation de notre part.

Table des matières

VOTRE AVENTURE DÉBUTE ICI!

*« Je tenais à le rendre fou de plaisir mais aucune de
mes caresses ne semblait lui faire de l'effet.»*
A.R.

Vous avez sûrement déjà entendu l'expression : « On attrape un homme par son ventre. » C'est faux! La plupart des hommes préfèrent une relation sexuelle à un bon repas, qu'ils peuvent obtenir sans difficulté au restaurant. Pour séduire votre homme, laissez tomber les livres de recettes et lisez bien ce qui suit.

Ce livre pratique et de bon goût vous fera découvrir comment enjôler un homme en lui prodiguant les caresses les plus voluptueuses. Avec un peu de pratique, vous pourrez dépasser de beaucoup les habiletés de la plupart des gens. Nous nous concentrerons principalement ici sur les caresses que vous pouvez effectuer à l'aide de vos mains.

Lorsque vous avez caressé sexuellement un homme, il vous est peut-être arrivé de vous poser plusieurs questions : comment faire? Par quelles caresses commencer? Est-ce que ce que je lui fais lui plaît? Il est normal de vous questionner. En effet, il y a peu d'endroits pour s'informer sur un tel sujet. Quant aux informations trouvées sur internet, elles ne sont pas toujours fiables. Pour ce qui est de vos ami(e)s, ils sont probablement gêné(e)s d'en parler ou en connaissent encore moins sur le sujet que vous.

Vous pourriez toujours interroger directement votre partenaire, mais la plupart des hommes ne sont pas particulièrement volubiles quand il s'agit de partager leurs impressions. Vous vous retrouvez donc dans l'incertitude, sans trop savoir ce qui lui plaît ou lui déplaît lors d'une relation sexuelle. Après tout, vous ne pouvez pas lire dans ses pensées!

Ce livre a donc pour but de vous aider à développer votre expertise dans l'art de caresser érotiquement un homme à l'aide de vos mains. Vous comprendrez le fonctionnement de l'appareil génital masculin, vous découvrirez ses multiples zones érogènes et vous élargirez votre répertoire de techniques. Votre homme sera au 7ième ciel et son corps exultera!

Vous y découvrirez de nombreuses techniques décrites clairement afin que vous puissiez les effectuer avec précision. Les informations recueillies ici sont le fruit d'une longue recherche, d'expérimentations et d'entrevues avec des hommes et des femmes de tous âges.

Nous aimerions mettre l'accent sur un point essentiel : ce livre ne cherche pas à faire en sorte que votre homme atteigne rapidement l'orgasme mais vise plutôt à vous aider à produire chez lui une grande intensité sensuelle. À notre avis, le chemin parcouru pour atteindre l'orgasme est plus important que l'orgasme lui-même. Par contre, les habiletés que vous développerez vous permettront aussi d'accélérer le processus lorsque désiré!

Avec un peu de pratique, vous maîtriserez les techniques présentées dans ce livre et découvrirez les manœuvres qui vous permettront de multiplier leurs effets. Au fil de vos expérimentations, vous apprendrez à les agencer et développerez une expertise dans l'art de caresser érotiquement un homme.

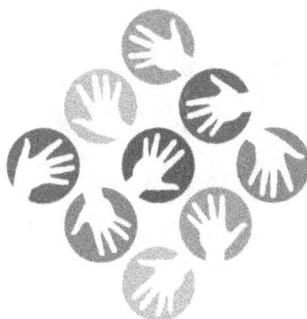

Vous pourriez avoir la tentation de vous dire : « C'est bien beau... Mais mon plaisir dans tout cela? » N'ayez crainte! Nous croyons fermement que le simple fait de le toucher avec dextérité est déjà très excitant en soi et que le temps investi afin de perfectionner l'art de caresser votre partenaire vous sera profitable. En effet, vous lui servirez de modèle et nous sommes prêts à parier qu'il se sentira si choyé qu'il aura le goût de vous combler à son tour!

De plus, nous sommes confiants que vous établirez bientôt avec votre partenaire une communication directe et franche à propos de ce qui vous plaît sexuellement. En sollicitant régulièrement ses commentaires, une intimité plus profonde s'installera entre vous.

Vous vous amuserez follement lors vos ébats sexuels, puisque votre plus grande confiance en vous vous permettra une plus grande créativité.

Vous saurez prendre tout le temps nécessaire à faire monter la jouissance à son paroxysme.

Par vos mains, vous exprimerez tout l'amour, le désir et le respect que vous ressentez pour celui qui s'abandonne à vos caresses expertes.

10

10 raisons pour lesquelles vous devriez lire ce livre

1. Vous voulez découvrir et maîtriser des caresses inoubliables que peu de gens connaissent afin d'ajouter du piquant à votre vie intime.

2. Vous voulez employer des caresses exquises qui ne peuvent être effectuées qu'avec les mains.

3. Vous avez le même partenaire depuis quelques années et voulez apprendre de nouvelles techniques afin de relever vos ébats.

4. Vous voulez avoir une relation sexuelle mais il y a des gestes que vous ne voulez pas poser (par exemple, des fellations).

5. Vous n'avez pas toujours l'énergie ou le goût d'avoir une relation complète, mais vous aimeriez lui offrir un moment de pur plaisir.

6. Vous voulez être en contrôle de la situation (les caresses manuelles sont idéales pour cela).

7. Vous adorez l'idée d'utiliser son plaisir afin de jouer avec lui, de l'exciter ou de le dominer d'une façon amoureuse.

8. Vous manquez de confiance en vos habiletés car vous n'avez aucune idée sur la manière de caresser un pénis.

9. Vous avez des partenaires variés et vous cherchez des techniques qui permettent d'avoir un contact sexuel très sécuritaire.

10. Vous voulez faire plaisir à un homme en le rendant très heureux.

Légende

Indique une idée ou suggestion

Ce sont des précisions concernant les pénis non circoncis

Ce sont des précisions concernant les pénis circoncis

Indique des éléments sur lesquels il faut agir avec prudence ou qu'il faut éviter

Caresse ou manœuvre

Point d'information

Rappel, ou à retenir

Précision concernant un sujet

Message au monde entier

☺☺☺☺☺ Échelle du plaisir (de 1 à 5 sourires)

Note de toponymie : Nous allons explorer plusieurs régions de l'anatomie masculine dont certaines zones ont des noms scientifiques. Puisque quelques-unes n'ont pas de nom ou ont des noms compliqués et difficiles à retenir, nous avons créé des noms pour certaines d'entre elles afin de mieux les identifier et vous aider à les distinguer plus facilement. Nous utiliserons ainsi le terme « s'appelle » dans le cas des vrais noms et la forme « nous appelons » dans le cas des noms inventés.

ANATOMIE DES ZONES ÉROGÈNES MASCULINES

Même si vous avez peut-être l'envie de sauter les premiers chapitres pour aller consulter directement les techniques présentées plus loin, nous vous invitons à lire ce chapitre avant tout le reste. On y expliquera les particularités de chaque zone érogène masculine et ces informations sont essentielles à la maîtrise des techniques. En effet, lorsqu'il s'agit de partir en randonnée, vous devez d'abord savoir quelle est votre destination et quel type de sentier vous emprunterez avant de vous mettre en marche.

À première vue, vous pourriez penser que vous connaissez déjà tout cela! Que le tour du propriétaire sera assez rapide. Oh que non! Le pays n'est pas vaste mais le relief est varié. De plus, des régions sont parfois sous-estimées voire même inconnues (même de votre homme!). Vous aurez possiblement la chance de les lui faire découvrir!

Pour vous aider à connaître l'état du « terrain », nous allons, dans ce chapitre, vous présenter :

- les zones importantes des parties intimes de votre homme.

- leur nom scientifique ou le nom que nous utiliserons dans ce livre pour en faciliter la mémorisation.

- leur utilité, leur degré de sensibilité et comment les activer afin de maximiser le plaisir.

- les régions adjacentes qui peuvent être caressées afin d'augmenter significativement le plaisir sexuel.

Votre maîtrise future des techniques présentées dans ce livre dépend de votre connaissance de ces zones et de la forme de stimulation qui fonctionne pour chacune d'entre elles. Nous commencerons avec la plus grande zone et la plus connue : **le pénis**.

Qu'est-ce qu'un pénis?

Quelle drôle de question! Celle-ci est tout de même très importante.

La réponse dépend du contexte, de la personne qui pose la question ainsi que celle qui y répond. Et vous, que répondriez-vous?

Le pénis peut être, selon les personnes :

- Un appendice de l'homme

- Un organe sexuel

- Un organe pour l'élimination de l'urine

- Un objet de honte

- Un objet de désir

- Un objet d'adoration

- Le meilleur ami de l'homme

- Un symbole de fertilité

- Un outil brutal d'agression

Nous considérons le pénis comme étant un instrument capable de produire un plaisir exquis et vous êtes l'artiste en voie de maîtriser sa plus grande expression.

Comme le pénis est presque toujours caché, sa vue provoque habituellement une forte réaction. Cela est ancré dans nos normes culturelles et nos expériences personnelles. Bien que très intéressant, ce sujet dépasse largement le propos de notre livre. Par contre, vous voudrez peut-être observer vos propres réactions face à la vue d'un pénis et noter si celles-ci sont positives ou négatives. La plupart des gens ont des réactions mixtes. Le facteur le plus déterminant de vos réactions est probablement le sex-appeal de l'homme auquel appartient ce pénis.

L'élément essentiel à retenir est que, même si vous avez quelques réactions négatives à propos du pénis (« C'est dégoûtant! « C'est laid! ») vous pouvez tout de même avoir beaucoup de plaisir grâce à lui ou du moins en donner!

ᴏᴅ *Le saviez-vous?*

Dans la mythologie grecque, Priape était le dieu de la fertilité et en particulier des organes génitaux masculins. Fils d'Aphrodite, il était connu pour son érection permanente.

Hara, la femme de Zeus, lui jeta un sort lorsqu'il était encore dans le ventre de sa mère, le rendant laid, impuissant et stupide.

Aujourd'hui, le priapisme est le terme médical donné à une érection persistante. Même si cela peut sembler formidable à première vue, c'est un problème médical sérieux qui peut même entraîner de la douleur.

Anatomie du pénis

Aucune description de l'anatomie du pénis ne peut commencer sans souligner les deux sortes de pénis que vous pouvez rencontrer. Quelles sont-elles?

- Petit ou grand? Non.

- Dur ou mou? Non.

- Circoncis ou non? Oui!

Circoncision

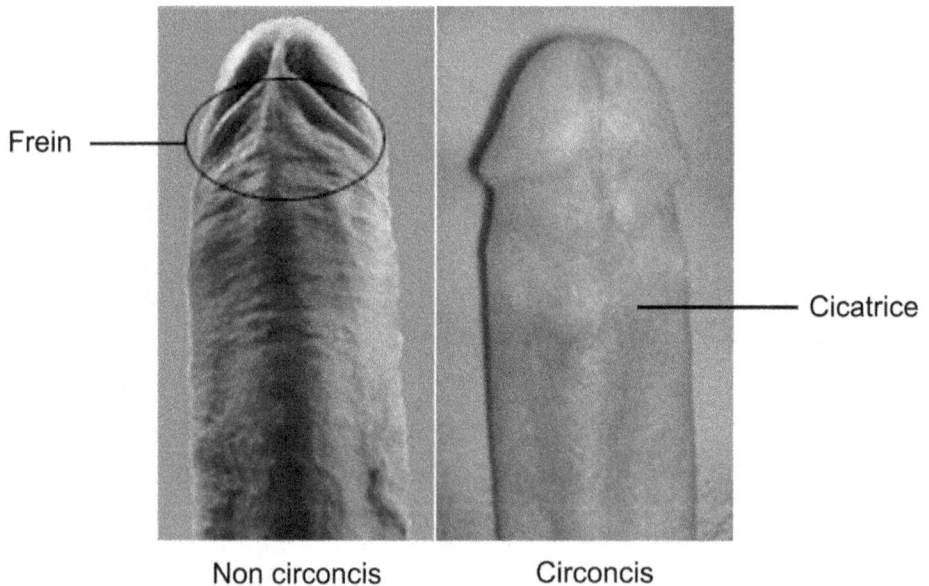

Non circoncis   Circoncis

Tableau : L'avant du pénis non-circoncis et du pénis circoncis

La circoncision est une opération chirurgicale qui consiste à enlever le prépuce qui recouvre le gland du pénis. C'est une opération qui est pratiquée dans différentes parties du monde pour des raisons religieuses, médicales ou par tradition. Les avantages de la circoncision dépassent-ils la perte de ce petit morceau de peau? Est-ce que cela procure une plus grande jouissance sexuelle? Il y a là matière à débat.

Toujours est-il qu'il existe deux sortes de pénis sur la terre. Est-ce que c'est d'une grande importance pour vous dans votre apprentissage de l'art de caresser érotiquement un homme? OUI! C'est d'une importance majeure!

Méat urinaire
Gland
Prépuce
Sillon (caché)
Le corps du pénis

Gland
Sillon
Cicatrice
Le corps du pénis

L'arrière du pénis non-circoncis   L'arrière du pénis circoncis

Voici les informations importantes:

   1. Les pénis circoncis et non circoncis ne fonctionnent pas de la même façon lors d'une relation sexuelle.

   2. Sur le pénis non circoncis, le prépuce recouvre le gland du pénis.

3. Les deux types de pénis ne répondront pas de la même façon aux différentes techniques de stimulation pénienne.

4. Il est préférable d'adapter vos techniques au type de pénis qui se trouve devant vous. Les techniques proposées dans ce livre incluent des suggestions d'adaptation.

5. Pour différentes raisons, certains hommes non circoncis ont de la difficulté à rétracter leur prépuce et à le descendre plus bas que le gland. Cela peut être douloureux voire même impossible pour eux. Vous devrez vous renseigner à savoir si c'est le cas.

Comment sait-on qu'il y a une différence de sensation entre les pénis circoncis et non circoncis?

Les hommes qui ont eu leur prépuce enlevé à l'âge adulte se sont exprimés sur le sujet. Plusieurs rapportent une réduction du plaisir durant les relations sexuelles suite à la circoncision mais pas tous. Quelques-uns ressentent plus de plaisir puisque la circoncision, dans leur cas, a pu régler un problème médical.

Quelle est la différence entre les pénis circoncis et non circoncis?

Après l'apparence, la principale différence se situe au plan mécanique :

Chez **l'homme non circoncis**, lorsque le pénis est au repos, le gland du pénis est recouvert par le prépuce. Celui-ci a comme but principal de protéger le gland. En érection, le prépuce glisse sur le gland afin de générer des sensations agréables. C'est humide, doux et très sensible. Il faut donc adapter les caresses en conséquence.

Chez **l'homme circoncis**, le gland du pénis n'est pas protégé par le prépuce. Il est donc en partie désensibilisé puisque le gland est toujours exposé aux frottements des vêtements et de la peau des jambes. Même si le pénis de l'homme circoncis frotte contre les vêtements et que son exposition à l'air désensibilise le gland, le mouvement de friction d'une main peut être douloureux s'il est fait avec des mains rêches ou si vous frottez trop fermement. Veillez à toujours garder vos mains douces ou à utiliser un lubrifiant.

Comment puis-je voir qu'il est circoncis ou non?

Parfois, il est difficile de pouvoir affirmer qu'un homme est circoncis ou non, en particulier lorsque l'homme est en érection et que son prépuce est retiré du gland. Voici les indices qui peuvent vous aider à confirmer qu'il est:

Non circoncis

- Il y a la présence du frein.
- Il y a de la peau qui recouvre le gland au repos.

Circoncis

- Vous voyez une cicatrice qui entoure le pénis à la base du gland.

Si vous avez toujours des doutes, demandez-lui!

Circoncision à travers le monde

La prévalence de la circoncision varie à travers le monde. Les pays ayant une grande majorité d'hommes circoncis comprennent ceux qui se trouvent dans le Moyen-Orient, l'Afrique et l'Indonésie. En Europe, en Amérique du Sud, en Asie et en Russie, la pratique de la circoncision est plus rare. En Amérique du Nord et en Australie, on retrouve les deux possibilités.

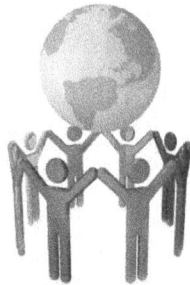

Le saviez-vous?

Au 12ième siècle, le rabbin et physicien Moses Maïmonide prônait la circoncision afin de réduire le désir des hommes et leur plaisir sexuel. Il disait que lorsqu'une femme avait une relation sexuelle avec un homme non circoncis, c'était plus difficile pour elle d'y renoncer.

De toutes les sortes

La taille et la forme des pénis diffèrent d'un homme à l'autre. Un pénis en érection peut varier entre moins de 7 centimètres et plus de 34 centimètres. En moyenne, un pénis en érection mesure 15 centimètres.

Certains pénis sont droits, d'autres courbés devant, d'autres courbés sur le côté. Certains sont plus larges à la base et deviennent plus mince en haut alors que, pour d'autres, c'est l'inverse. Quelques-uns sont très minces alors que d'autres sont très larges. Le gland, en général, est plus large que la base.

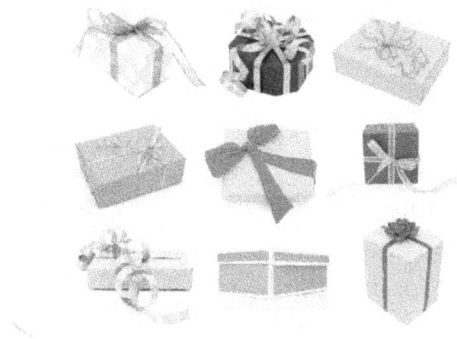

On a beaucoup écrit à propos de la forme et de la taille du pénis. Quel que soit le type de pénis de votre partenaire, souvenez-vous de ce qui suit :

- À moins d'un problème physiologique, tous les pénis peuvent générer du plaisir.

- Adaptez les techniques en fonction du pénis qui est devant vous, peu importe sa taille ou sa forme.

- Certains hommes sont gênés ou embarrassés par la forme ou la taille de leur pénis et ces sentiments peuvent se manifester encore plus lorsque leur pénis est regardé et touché. Mettez-le à l'aise!

Nommez cette partie!

Avant de regarder la topographie érotique du mâle, vous devez être capable de bien vous orienter. Les points cardinaux ne sont pas d'une grande utilité en ce qui concerne la géographie du corps humain qui peut prendre des orientations variées. Cela est particulièrement vrai pour le pénis, lequel peut pointer dans presque toutes les directions.

L'avant du pénis

L'avant du
pénis

Commençons par une vue du pénis en érection qui vous fait face. Cela s'appelle le côté ventral parce qu'il est orienté comme le ventre. Dans notre livre, nous nous y référerons comme **l'avant** du pénis.

L'arrière du pénis

Le côté opposé du pénis s'appelle le côté dorsal que nous appellerons plus simplement **l'arrière** du pénis. La peau qui se trouve à l'arrière du pénis est beaucoup moins sensible que celle qui se trouve à l'avant du pénis.

Le gland

Échelle du plaisir (sur 5) : ☺☺☺

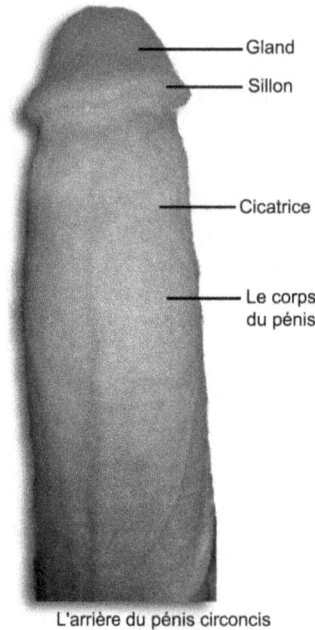

Gland
Sillon
Cicatrice
Le corps du pénis

L'arrière du pénis circoncis

L'extrémité du pénis, habituellement plus grosse et plus lisse que le reste, s'appelle le **gland**.

Le gland ressent des sensations particulièrement différentes par rapport aux autres parties du pénis. Ses terminaisons nerveuses sont très nombreuses, ce qui le rend plus sensible en particulier aux pressions.

Dans le cas du pénis non circoncis en érection, le prépuce se retire et expose le gland. Le gland du pénis non circoncis est beaucoup plus sensible que celui du pénis circoncis, car il est protégé en permanence par le prépuce. À moins que son propriétaire ne vous demande le contraire, agissez de façon très délicate.

Le gland adore être enfermé dans une main qui exerce des pressions douces.

[N] ☞ La plupart des hommes non-circoncis, au cours de la masturbation, aiment que leur prépuce soit déplacé afin de recouvrir et découvrir alternativement le gland, comme cela est le cas dans une relation sexuelle avec pénétration. Vous pouvez donc le faire bouger doucement vers le bas puis remontez-le afin de recouvrir le gland. Demandez-lui jusqu'où vous pouvez aller vers le haut et vers le bas.

[N] ☞ Vous pouvez demander à votre partenaire non-circoncis s'il aime que vous caressiez directement le gland de son pénis sans le prépuce entre votre main et le gland. Il aura peut-être besoin de lubrifiant pour cette caresse. Utilisez moins de pression si votre main frotte directement la tête du pénis.

☞ Vous pouvez ajouter un petit mouvement semblable à celui qu'on fait lorsqu'on veut visser une vis avec un tournevis et que celle-ci rentre facilement. Cela ajoute une sensation très plaisante. Le mouvement ressemble à celui que vous faites lorsque vous vissez ou dévissez une ampoule mais limitez-vous à des mouvements d'un quart de tour, et un demi-tour au maximum.

☞ Certains hommes circoncis préféreront que ces mouvements soient effectués à l'aide de lubrifiant.

La stimulation manuelle du gland est vraiment exquise. Par contre, si vous n'accordez d'attention qu'à cette partie, votre partenaire commencera probablement à bouger son pénis de façon à ce que le reste aussi soit stimulé.

Vous pouvez aussi l'amener à vous supplier de caresser les autres parties du pénis. Récompensez-le en répondant occasionnellement à ses requêtes!

☀ Vous pouvez obtenir encore plus de contrôle s'il est couché sur le dos et que vous le chevauchez au-dessus du haut de ses cuisses. Cela l'empêchera de bouger son pénis et de faire en sorte que votre main caresse une autre partie de celui-ci.

Le méat urinaire

Échelle du plaisir (sur 5): ☺☺

Méat urinaire

L'ouverture par laquelle l'homme urine et éjacule se nomme le **méat urinaire**. Certains hommes adorent que leur méat urinaire soit caressé à l'aide d'un doigt. Vous remarquerez peut-être qu'un liquide transparent et visqueux est excrété par le méat urinaire de l'homme que vous caressez. Cela est normal : c'est le liquide pré-éjaculatoire. Plusieurs personnes croient que la quantité de liquide pré-éjaculatoire sécrété est proportionnelle au degré d'excitation de l'homme. Ce n'est pas le cas. Certains hommes en libèrent beaucoup et d'autres pas du tout. Si votre homme en produit, ce lubrifiant naturel sera pratique et vous permettra de tournoyer votre doigt autour du méat urinaire et des zones adjacentes.

⚠ Une certaine prudence est de mise si vous utilisez seulement le liquide pré-éjaculatoire comme lubrifiant, car il a tendance à sécher rapidement et si l'homme n'en produit pas en quantité suffisante, le gland ne pourra rester humide, ce qui causera une friction.

À moins d'une demande contraire, vous ne devriez pas aller à l'intérieur du méat urinaire. Si vous pénétrez cet orifice, assurez-vous d'observer des règles strictes d'hygiène pour prévenir les infections.

Le sillon sous la couronne

Échelle du plaisir (sur 5): ☺☺☺☺

Sillon

Lorsque vous montez la main le long d'un pénis, il peut arriver qu'à un moment donné, votre main bute sur la base du gland puisque le gland est généralement plus large que le corps du pénis. Le petit rebord qui entoure presque toute la circonférence du pénis, sauf sur le devant, se nomme **la couronne**.

Directement sous la couronne, se trouve une zone d'une grande sensibilité appelée le sillon balano-préputial. Pour éviter une demande telle que: « Pourrais-tu stimuler mon sillon balano-préputial? » nous appellerons simplement cette région le **sillon sous la couronne**.

Vous pouvez créer un immense plaisir chez votre partenaire lorsque votre main bute « accidentellement » sur le sillon sous la couronne lorsque vous déplacez votre main de bas en haut sur le pénis.

☞ Lorsque vous caressez le pénis de votre partenaire, il lui sera très agréable que vos doigts, en forme d'un anneau plus ou moins serré, butent sur le sillon de sa couronne. Essayez-le avec des intensités variées afin de découvrir ses préférences.

Le Cœur du plaisir

Échelle du plaisir (sur 5): ☺☺☺☺☺

Le cœur du plaisir

L'avant du pénis

La région la plus festive du corps masculin est située un tout petit peu plus bas que le Sillon sous la couronne. Nous appelons cette région le **Cœur du plaisir.** Cette zone est située sur l'avant du pénis dans sa partie supérieure. Ce petit paradis en forme de cœur inclut plusieurs régions que nous regarderons plus en détails par la suite.

La peau située dans le Cœur du plaisir est si sensible que vous aurez besoin d'utiliser beaucoup moins de pression que sur toute autre zone.

Apprendre l'art de caresser les différentes régions du Cœur du plaisir devrait être un de vos premiers objectifs, car vous pourrez ainsi provoquer des sensations fantastiques chez votre partenaire et accéder au plein contrôle sexuel de votre homme.

Le Point taquin

Échelle du plaisir (sur 5): ☺☺☺☺☺

Le Point taquin

L'avant du
pénis

Il existe un endroit très agréable sur le pénis qui se trouve sur l'avant, là ou le sillon sous la couronne courbe vers le haut. C'est habituellement la zone qui est stimulée en premier lors de la pénétration. Nous appelons cet endroit le **Point taquin**, car c'est un endroit qui permet à l'homme de ressentir des sensations bien particulières : cela chatouille et stimule sexuellement en même temps. Effectuez de douces caresses à cet endroit, cela vous permettra d'exciter votre partenaire au maximum.

Sur le pénis non circoncis, c'est l'endroit où le frein du prépuce est attaché au gland.

Sur le pénis circoncis, il n'y a pas cet amas de peau. Par contre, c'est aussi un endroit très agréable.

Dans les deux cas, le Point taquin a la dimension de l'ongle de votre pouce. Dû à sa grande sensibilité, vous devriez y exercer seulement une pression ou des caresses allant de légères à moyennes.

Une caresse merveilleuse digne de mention à effectuer sur cette zone se nomme **la patinoire**! Elle est simple et vous n'avez pas besoin d'enfiler des patins :

En utilisant votre doigt et un lubrifiant, effectuez délicatement des petits cercles sur cette partie.

Le Point doux

Échelle du plaisir (sur 5): ☺☺☺☺☺☺ (vous avez bien lu: il mérite 6 sur 5!)

Le point doux

L'avant du
pénis

Au bas du Cœur du plaisir se trouve un autre endroit merveilleux que nous appelons **le Point doux**. Il est formidable, car on y trouve une grande concentration de terminaisons nerveuses sensibles au toucher.

Sur le pénis non circoncis, le Cœur du plaisir et le Point doux sont alternativement couvert et découvert en déplaçant le prépuce. Lors de ce mouvement, l'intérieur du prépuce glisse contre la peau du Point doux et cela génère une merveilleuse sensation de plaisir!

Dans le cas du pénis circoncis, le Cœur du plaisir et le Point doux sont toujours exposés à la peau et aux vêtements. La ligne de la cicatrice de la circoncision délimite la fin de la zone hypersensible.

Vous pouvez augmenter grandement la sensation de plaisir du Point doux en tirant gentiment la peau du pénis à sa base près des testicules. Ensuite, touchez, caressez ou frottez délicatement le Point doux. Cette caresse, comme la plupart des stratégies présentées dans ce livre, fonctionne seulement sur un pénis en érection.

Le Point doux étant très sensible, il deviendra rapidement insensible si vous le stimulez trop. Cela peut se produire sur un pénis circoncis ou sur un pénis non circoncis si le prépuce est rétracté. Il ne faut donc pas abuser des bonnes choses!

Une autre caresse consiste à toucher une toute petite partie du Point doux, soit environ la taille d'un coton-tige, puis de toucher une autre partie mais en évitant la partie précédente. Cela permet un plaisir intense continu, car cela laisse le temps aux terminaisons nerveuses de se sensibiliser à nouveau.

Avant d'aller plus loin, nous considérons qu'il est essentiel de vous parler des terminaisons nerveuses et de leur désensibilisation...

Les terminaisons nerveuses et la désensibilisation

À chaque fois que votre peau est touchée, les terminaisons nerveuses (ou récepteurs) qui sont sensibles au toucher envoient un signal au cerveau. Il existe un mécanisme qui fait en sorte que lorsque la stimulation dure, la réponse nerveuse diminue. Par exemple, lorsque vous vous habillez le matin, vous sentez vos vêtements au début, mais quelques secondes plus tard, vous n'avez plus conscience que des vêtements touchent votre peau.

Par conséquent, si votre peau n'a pas été effleurée depuis un bon moment, vous remarquerez beaucoup plus la sensation engendrée par un contact que si quelqu'un vous touchait constamment. C'est un élément essentiel à savoir dans l'art de caresser érotiquement un homme!

Lorsque vous effectuez des caresses érotiques, vous ne voulez pas que les terminaisons nerveuses deviennent « habituées » à la stimulation en effectuant les mêmes mouvements sur une longue période. C'est pour cela qu'il est donc préférable de varier les rythmes et d'alterner les endroits caressés.

Les Pistes de ski

Échelle du plaisir (sur 5): ☺☺☺☺☺

Lorsqu'on regarde le pénis de face, il y a deux bandes de peau d'une grande sensibilité qui se trouvent de part et d'autre du Cœur du plaisir. Nous les appelons **les Pistes de ski**. Parce qu'elles sont situées près du point doux, elles sont capables de générer presque autant de plaisir que celui-ci mais le fait qu'elles soient légèrement à l'écart permet qu'elles soient stimulées plus longtemps avant d'être engourdies.

Les Pistes de ski

L'avant du pénis

☞ Ces deux bandes parallèles adoreront que vous les frottiez légèrement ou qu'un de vos doigts glisse dessus pendant que l'autre main agrippe fermement le pénis en y exerçant un mouvement de haut en bas. Cela vous demandera un peu de pratique pour arriver à coordonner les deux mains en même temps. (Il n'est pas nécessaire de stimuler les deux côtés de la piste en même temps.)

☞ Cette technique peut amener votre homme à un degré de plaisir très intense et même provoquer un orgasme!

Le prépuce

Échelle du plaisir (sur 5): ☺☺☺☺☺

Prépuce

Le prépuce possède un grand nombre de terminaisons nerveuses qui produisent un plaisir intense lors de leur stimulation. Pendant une relation sexuelle ou lors de la masturbation, le prépuce glisse sur le gland et cette stimulation mutuelle du gland et du prépuce donne des sensations sublimes que seuls les hommes non circoncis, évidemment, sont en mesure de ressentir.

Le prépuce permet aussi de caresser le pénis sans lubrifiant en permettant à la main de glisser facilement le long du pénis.

Caresses

☞ Si le prépuce peut dépasser au-delà du gland du pénis, prenez ce bout de prépuce entre votre index et votre pouce afin que le prépuce se frotte contre lui-même, c'est-à-dire qu'il roule entre vos doigts. Cela peut produire des sensations intenses.

☞ Placez votre doigt lubrifié entre le prépuce et le gland et caressez le gland à l'aide de votre doigt. Mais faites attention si vous avez des ongles longs!

⚠ **Avertissement concernant les pénis circoncis et les pénis non circoncis qui ont un prépuce rétracté.**

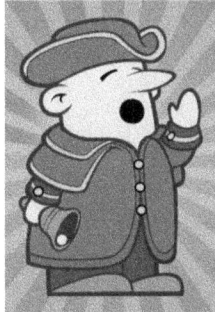

Comme on l'a déjà constaté, de nombreuses terminaisons nerveuses de la peau, et en particulier celles du Cœur du plaisir et du gland, cessent de fonctionner à la suite d'une stimulation continue.

Que faire alors?

☞ Évitez de frotter ces régions trop longtemps ou trop fermement. Vous devez toucher ces zones avec délicatesse ou avec une pression modérée.

☞ Vous pouvez alterner avec des caresses sur d'autres régions afin de permettre à cette zone d'avoir un peu de répit. Par exemple, vous pouvez toucher une toute petite partie du Point doux, avec le bout de votre auriculaire, puis, toucher une autre petite partie d'une Piste de ski, en prenant soin d'éviter de toucher la partie précédente. Cela offre un plaisir maximal continu et permet aux cellules nerveuses de se recharger.

💡 Savoir quand et comment effectuer une pause lors des caresses manuelles va augmenter de manière significative le degré d'excitation de votre partenaire!

☝ Le sens du rythme est aussi important dans une relation sexuelle que pour un humoriste durant un spectacle

Le corps du pénis

Échelle du plaisir (sur 5): ☺☺☺

Le corps du pénis a relativement moins de récepteurs nerveux que les autres zones explorées jusqu'ici. Cela vous offre un avantage important: c'est l'endroit qui vous permet la meilleure prise lorsque vous caressez un pénis. Ici, le pénis répond mieux à la pression:

Caresses

☞ Serrez le pénis avec délicatesse. La plupart des pénis préfèrent être serrés par les côtés plutôt que par le devant et l'arrière. Une pression tout autour est aussi très agréable!

☞ Lorsque vous faites face au pénis en érection qui pointe vers le haut, agrippez sa moitié inférieure juste en-dessous du Point doux. Cela vous permettra par la suite d'effectuer moult caresses sur la moitié supérieure.

Pour les non circoncis :

☞ À l'aide de votre main, glissez lentement le prépuce au-dessus du gland du pénis. Arrêtez puis, ramenez-le à l'endroit du départ et même un peu plus bas.

Il y a quelques variations pour le pénis circoncis:

☞ Agrippez la moitié inférieure avec une main. Déplacez lentement la main (ainsi que la peau du pénis) vers le haut. Lorsque vous atteignez la limite dans la flexibilité de la peau, arrêtez et ramenez la peau à l'endroit du départ et même un tout petit peu plus bas.

☞ Déplacez votre main contre la peau du pénis (la peau du pénis se déplace peu) dans un mouvement ascendant jusqu'au sommet du gland puis, redescendez. Vous pouvez répéter plusieurs fois l'opération. Votre partenaire préférera peut-être que ce mouvement soit effectué avec un lubrifiant. vous pouvez toujours l'effectuer à sec, mais avec un léger frôlement, ce qui réduira la friction.

La base du pénis

Échelle du plaisir (sur 5): ☺☺

L'avant du
pénis

La base
du pénis

Comme le milieu du corps du pénis, la base a beaucoup moins de terminaisons nerveuses que le gland. Cela vous offre un endroit idéal afin de tenir le pénis. Par contre, cet endroit n'a pas une grande tolérance à la pression effectuée sur l'avant et l'arrière. Utilisez plutôt une pression occasionnelle sur les côtés. Cela amènera un peu de zeste à votre séance.

C'est déjà terminé?

Vous avez peut-être l'impression que vous possédez maintenant toutes les connaissances qui vont vous permettront d'amener votre partenaire à l'extase. Pas encore. Il y a encore beaucoup à découvrir!

La vérité est que vous n'avez vu que la moitié des manèges. Alors bouclez votre ceinture, prenez une grande inspiration et continuons l'exploration afin que vous puissiez créer une impression indélébile sur la psyché de votre partenaire!!!

Le pubis

Échelle du plaisir (sur 5): ☺☺

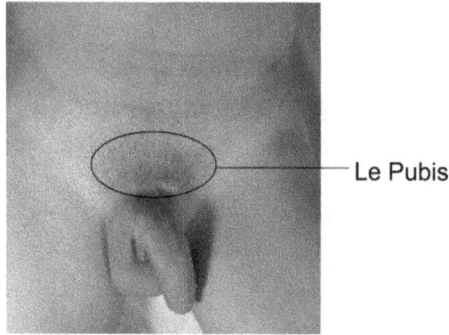

Le Pubis

Chez l'homme, **le pubis** est une zone érogène qui est généralement sous-utilisée. Si vous placez la paume de votre main sur le nombril et que vous la descendez, le côté de votre main va rencontrer la base du pénis. Si vous déplacez un petit peu votre main dans la région, vous allez découvrir une légère cavité à la base du pénis. Cet endroit et la région qui l'entoure sont sensibles et peuvent augmenter l'effet des caresses qui sont effectuées sur le pénis.

Caresses

Cet endroit réagit bien à :

☞ Des caresses manuelles

☞ Une pression allant de légère à moyenne

☞ Une pression effectuée dans un mouvement circulaire, d'un côté à l'autre ou de bas en haut

☞ La douce pression d'un baiser. En particulier si votre bouche touche l'endroit où le pénis rejoint le reste du corps

☞ Si vous stimulez le pubis de l'homme alors qu'il est en érection et près de l'orgasme, il y a de fortes chances qu'il éjacule.

Le scrotum et les testicules

Échelle du plaisir (sur 5): ☺☺☺

Les testicules

Le scrotum

Le scrotum est le sac situé à la base du pénis dans lequel se trouvent les testicules. Sans s'étendre sur la physiologie de la reproduction, voici quelques éléments clés :

☞ Les testicules sont extrêmement sensibles à la pression. Y recevoir un coup de genoux ou de pied est une expérience extrêmement douloureuse. Lorsque vous manipulez cette zone, agissez avec beaucoup de délicatesse. Par contre, la peau du scrotum n'est pas particulièrement sensible à la douleur.

☞ La peau du scrotum est particulièrement élastique. Lorsqu'il fait chaud, la peau se détend et les testicules pendent vers le bas. Lorsqu'il fait froid ou lorsque l'éjaculation est proche, le scrotum se contracte et amène ainsi les testicules près du corps.

Le scrotum
contracté

☞ Le scrotum a de nombreux récepteurs sensibles au toucher. Toucher, caresser, flatter, déplacer vers le bas et frotter le scrotum en même temps que vous stimulez le pénis peut produire des sensations intenses qui le mèneront à l'extase!

☞ Certains hommes rasent les poils qui poussent sur leur scrotum. Cela change la sensation, en l'améliorant pour certains. Vous pouvez suggérer à votre partenaire de se raser afin d'expérimenter de nouvelles sensations, ou encore mieux, proposez-lui de raser vous-même son scrotum: effet garanti!

Le périnée et les plis internes des cuisses

Échelle du plaisir (sur 5): ☺☺☺

Le périnée? Contrée lointaine? Terre inconnue? **Le périnée** est la zone comprise entre les testicules et l'anus. Cet endroit est particulièrement érogène chez beaucoup d'hommes. C'est une zone qui est sous-exploitée et beaucoup d'hommes n'ont aucune idée qu'elle existe. À vous l'honneur de le lui faire découvrir!

Le périnée ne semble pas posséder d'attraits particuliers en soi mais lorsque le pénis en érection est stimulé, cette partie du corps masculin réagit de façon spectaculaire au fait d'être touchée, caressée ou léchée. En appliquant la bonne technique au bon moment, vous pourrez amener votre homme au 7ième ciel!

Il y a une ligne centrale qui traverse le périnée. Elle se nomme le **raphé**. Vous pouvez la voir et la toucher lorsqu'il n'y a pas trop de poils. Elle ressemble à une couture. Près du périnée, se trouvent les plis internes des cuisses qui sont une zone délicieusement érogène.

Le raphé
du scrotum

Le raphé du scrotum est plus facilement visible lorsque le scrotum est resserré.

Le pénis caché

Échelle du plaisir (sur 5): ☺☺☺

« Les apparences sont parfois trompeuses. »

-Ésope (620-560 av J.-C.)

Supposons que vous vous réveillez un matin et que vous vous rendez compte que le pénis de votre partenaire est plus long de 50%. Qu'en penseriez-vous?

a) Je suis en train de dormir et je fais un merveilleux rêve.
b) C'est un cauchemar!
c) Arrêtez de me taquiner!
d) De quel homme parlez-vous?
e) Aucune de ces réponses.

La réponse correcte est (e) car c'est la réalité! En effet, comme vous pourrez le constater sur le tableau suivant, le pénis avec lequel nous sommes familiers est seulement la partie externe, qui est la portion visible d'un organe beaucoup plus long. La zone que nous appelons **le pénis caché** prend racine dans l'aine et ses tissus s'étendent presque jusqu'à l'anus. Il est important de noter que cette partie touche à la prostate (que nous examinerons plus tard) qui est juste au-dessus.

la vessie

la prostate

le pénis caché

le rectum

l'anus

Lorsque le pénis est en érection, qu'il est ferme, sa racine durcit aussi. Vous pouvez constater ce fait en plaçant votre main le long du périnée. De plus, la racine presse contre la prostate, stimulant les terminaisons nerveuses sensibles à la pression. Le plaisir ressenti au plus profond ne fait pas qu'ajouter des sensations palpitantes, mais est une part importante de la cascade des réactions neuromusculaires qui déclenchent l'orgasme et l'éjaculation.

D'un point de vue pratique, qu'est-ce que cela signifie?

• D'une part, le pénis de tous les hommes est beaucoup plus long que ce qu'on peut en penser à première vue.

• D'autre part, cela fait en sorte que le terrain de jeux est plus vaste!

Caresses

☞ Vous pouvez augmenter son plaisir de manière significative en massant délicatement le pénis caché avec l'extrémité de deux de vos doigts. Commencez juste après le scrotum et continuez en descendant tranquillement, centimètre par centimètre, le long du périnée jusqu'à l'anus. Effectuez des petits cercles et/ou des mini-pressions vers le haut et vers le centre du périnée (le raphé). Lorsque cette caresse est effectuée en début de relation sexuelle, effectuez-la lentement. Lorsque vous l'utilisez vers la fin, vous pouvez y aller plus rapidement. Attention à ne pas serrer trop fort!

☀ La pression est plus tolérable dans la région périnéale (la seconde moitié du périnée qui se trouve plus près de l'anus). Dans la moitié qui est plus près du scrotum, une pression trop grande peut causer un inconfort.

☞ Caressez ou frottez le raphé (la couture) du périnée avec un, deux ou trois doigts.

☞ L'endroit où se rencontrent le périnée et le scrotum contient une grande quantité de terminaisons nerveuses. Lorsque l'homme est excité une caresse légère à cet endroit amène parfois une éjaculation soudaine.

☞ Caressez les plis internes des cuisses avec un, deux ou trois doigts. Vous pouvez aussi les caressez avec la paume, le dessus ou le côté de la main, en maximisant le contact entre la main et la peau du périnée. Cela peut s'effectuer sur les deux jambes en même temps ou sur un côté à la fois.

Ces zones sont ciblées dans plusieurs de nos techniques. Mais rappelez-vous que, pour un effet maximal, les caresses effectuées sur le périnée doivent être faites, en général, en même temps que le pénis est stimulé.

Nous vous suggérons d'expérimenter les caresses sur le périnée et de demander à votre partenaire de partager ses impressions afin de déterminer ses préférences.

⚠️ Pour certains hommes le périnée est sensible aux chatouillements. Cela peut être exacerbé par le stress ou la fatigue. S'il n'est pas capable de tolérer vos caresses, essayez à un autre moment lorsqu'il est plus détendu ou employez des pressions plus fermes.

L'anus et l'Érozone anale

Nous arrivons maintenant à la partie de l'anatomie qui est, pour plusieurs personnes, une zone taboue: **l'anus**. Nous comprenons que vous n'êtes peut-être pas confortable à l'idée de caresser cette partie de votre partenaire. Chaque personne a droit à son point de vue face à cette partie du corps. Certains hommes hétérosexuels ne veulent pas que leur anus soit touché, même par une femme, puisqu'ils associent le plaisir anal à l'homosexualité. Il existe plusieurs hommes gais qui ne s'intéressent pas non plus à ce type de plaisir. Tentez d'explorer la zone et revenez aux autres régions si vous sentez une réticence.

Vous voudrez apprendre ou non à explorer cette zone érogène, mais au nom de la connaissance et de la pure extase hédoniste, nous vous invitons à prendre en compte ces plaisirs différents, qui en valent la peine!

la vessie

la prostate

le pénis caché

le rectum

l'anus

L'anus de l'homme a deux attributs qui font de lui une zone érogène importante :

1. Une grande quantité de terminaisons nerveuses merveilleusement sensibles recouvrent l'anus. Certains de ces récepteurs s'étendent jusqu'à l'extérieur de l'anus dans la région péri-anale, que nous appelons **l'Érozone anale.**

2. L'anus vous donne accès à un organe important pour augmenter le plaisir de votre partenaire : la prostate.

Explorer l'Érozone anale

Échelle du plaisir (sur 5): ☺☺☺

L'Érozone anale

Les caresses effectuées sur l'extérieur de la zone érogène anale avec vos doigts ou à l'aide de votre main peuvent produire des sensations merveilleuses. La peau qui entoure directement l'anus est richement innervée et cela augmente à mesure que vous vous approchez de l'anus. Certains hommes adorent ce type de stimulation. D'autres peuvent devenir tendus car ils ont des préjugés face à cette région de leur corps.

Caresses

☞ Les caresses lentes et délicates peuvent être très agréables. Vous aurez besoin de ses commentaires si vous désirez exercer des caresses plus fortes.

48

☞ Mettez un peu de lubrifiant sur un doigt et tourner gentiment autour de l'entrée de son anus, sans pénétrer, cela peut augmenter de façon significative son plaisir lorsque vous caressez en même temps son pénis.

Caresser cet endroit sans qu'il y ait, au même moment, une érection ou une stimulation du pénis, ne produira probablement pas les merveilleux effets escomptés.

À l'aide de votre doigt, vous pouvez explorer la zone autour de votre anus afin d'avoir une idée de ce que peut ressentir un homme lorsqu'il est caressé à cet endroit.

L'anus : la fleur qui éclot

Échelle du plaisir (sur 5): ☺☺☺☺

L'anus de la plupart des hommes ressemble à une fleur délicate. Il est sensible et doit être doucement encouragé à se détendre.

Il y a, en fait, deux muscles du sphincter qui entourent le canal anal. Le sphincter externe est sous contrôle volontaire, et c'est ce que vous contractez pour vous empêcher de déféquer. Le sphincter interne, lui, est sous le contrôle du système nerveux autonome. Son fonctionnement est involontaire. Bien que vous ne puissiez pas tendre et détendre votre sphincter interne à volonté, vous pouvez tout de même apprendre à le relâcher en utilisant des exercices de relaxation.

Explorer l'anus

Il faut être patient avec cette région, et si vous voulez que votre partenaire apprécie les nombreux plaisirs associés à celle-ci, vous devrez y aller lentement et gentiment :

⚠ **Attention aux ongles longs et pointus!** Si vous voulez garder vos ongles pointus et désirez insérer votre doigt dans son anus, vous voudrez peut-être considérer avoir recours à un objet. On trouve sur le marché des godemichés (dildos) et des masseurs de prostate. Si votre homme débute dans ce type d'exploration, il est préférable de commencer avec un objet qui a la taille d'un doigt.

☞ Caressez la région anale externe et dirigez-vous lentement vers l'orifice de l'anus. Prenez votre temps pour qu'il s'habitue à la présence de vos doigts dans cette région intime et pour que les muscles et les sphincters puissent se relaxer.

☞ Ensuite, glissez tout doucement et délicatement votre doigt lubrifié dans son anus sur un ou deux centimètres. Après une seconde ou deux, ressortez tranquillement votre doigt. Vous aurez besoin de prêter attention à ses réactions car les sphincters peuvent être serrés et, si c'est le cas, ils ne se laissent pas facilement pénétrer.

☞ S'il n'a pas eu de mauvaises réactions, pénétrez graduellement et doucement de nouveau. Il n'y a pas d'urgence!

☞ Observez ses réactions: sa respiration, ses expressions faciales et son langage non-verbal. S'il est tendu, c'est probablement que vous y allez trop rapidement. Arrêtez, ralentissez et essayez une nouvelle tentative quelques minutes plus tard. Si ce n'est pas évident, vous pouvez aussi lui poser la question.

☞ Vous n'avez pas besoin d'introduire votre doigt au complet pour qu'il ait des sensations agréables. Certains hommes préfèrent même parfois que le doigt reste juste à l'extérieur. D'autres aiment que le doigt pénètre de quelques centimètres seulement.

☞ Certains hommes aiment que le doigt introduit bouge: cela peut aller d'un léger mouvement de rotation, en passant par un petit mouvement sec jusqu'à un mouvement assumé de va-et-vient. D'autres hommes préfèrent qu'il n'y ait pas de mouvements: la simple sensation d'un doigt à l'intérieur de l'anus est suffisante.

☞ Après une certaine période, même un doigt qui ne bouge pas peut amener un certain inconfort. Pour éviter cela, ressortez votre doigt, vous effectuerez une autre visite un peu plus tard.

⚠ Si vous procédez trop rapidement (lorsqu'il n'est pas prêt, sans utiliser un lubrifiant ou avec des ongles trop longs ou pointus) cela peut causer un réflexe de resserrement et vous n'aurez peut-être jamais une autre occasion!

💡 Rien de mieux que de l'essayer sur soi-même afin d'avoir une idée de ce qu'il peut ressentir!

💡 Si vous dédaignez vraiment l'idée de mettre votre doigt dans son anus, vous pouvez utiliser des petits protège-doigts en latex. Cela ressemble à un condom mais pour un doigt. Vous pouvez les trouver facilement dans une pharmacie près de chez vous.

Si votre partenaire trouve cela douloureux, dites-lui de pousser comme s'il était aux toilettes. Cela permet aux sphincters de se détendre. De cette façon, il ne sentira aucune douleur.

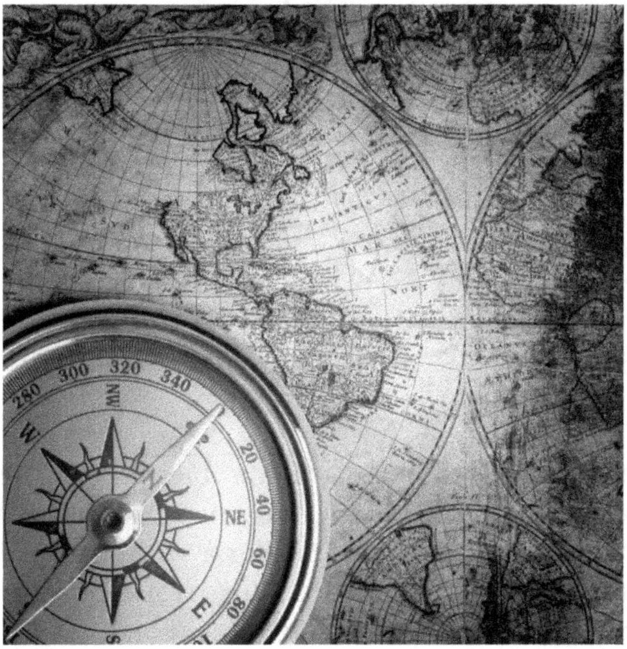
280 300 320 340
NW
W
NE
20
40
60
80
E

Conseils de sécurité

Si vous et votre partenaire désirez utiliser l'anus comme terrain de jeux, prenez toujours les précautions suivantes:

C'est toujours une bonne idée de bien laver l'anus avant de commencer à le caresser. De plus, si vous avez l'intention d'insérer votre doigt dans l'anus, vous pouvez demander à votre partenaire d'effectuer une douche rectale avec de l'eau tiède. Vous trouverez sans difficulté des poires à lavement dans une pharmacie. Cette étape n'est pas obligatoire mais elle peut être appréciée par certaines personnes.

Assurez-vous que vos mains ou les objets employés soient propres.

N'insérez rien qui soit pointu ou qui ait des bords rugueux. La muqueuse anale est très mince et peut être facilement déchirée.

Utilisez toujours un lubrifiant.

Ne forcez jamais quoi que ce soit, dans quelque direction que ce soit.

N'insérez jamais un objet qui peut être « perdu » à l'intérieur de l'anus. Assurez-vous que tout objet ait une partie large qui empêche l'objet d'être inséré au complet. Nous recommandons d'utiliser vos doigts ou un jouet sexuel conçu à cet effet et d'éviter les autres objets.

L'anus peut contenir des microbes tels E. Coli, l'hépatite B ou C ainsi que des organismes parasitaires. Si vous ne connaissez pas le statut de santé de votre partenaire, agissez avec encore plus de prudence.

Si vous ne désirez pas toucher l'anus, vous pouvez tout de même produire des sensations agréables en stimulant la prostate par des moyens indirects. Nous explorerons cette possibilité dans la section suivante.

La prostate

Échelle du plaisir (sur 5): ☺☺☺☺☺

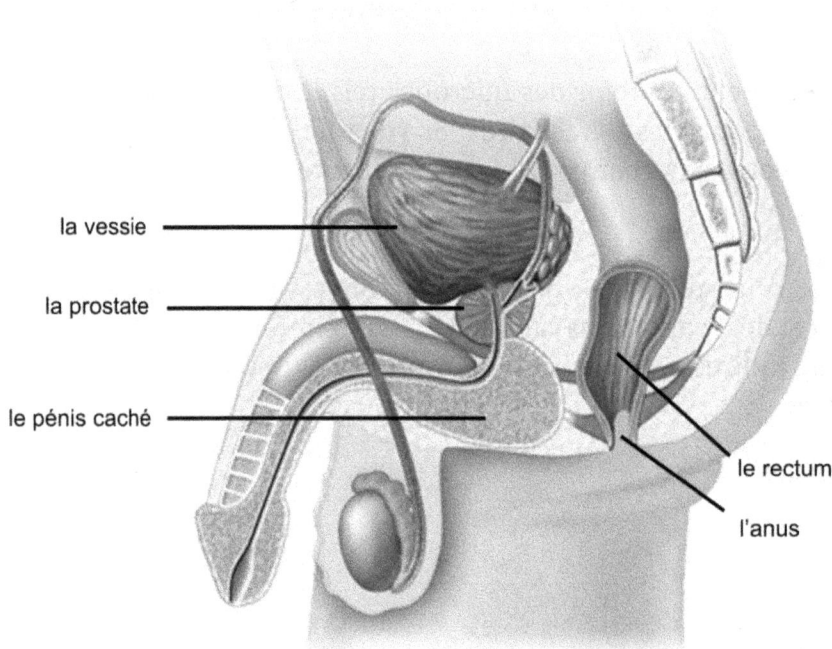

la vessie

la prostate

le pénis caché

le rectum

l'anus

Un des secrets les mieux gardés de la sexualité masculine est l'importance de la prostate dans les sensations sexuelles et l'orgasme.

Située tout juste au-dessus de la racine du pénis, la prostate est, sans contredit, le second plus important organe sexuel de l'homme. Certains parlent de la prostate comme étant le pendant masculin du point G de la femme.

Remarquez, sur le tableau ci-haut, que la prostate est située très près de la paroi interne du rectum. En fait, si vous insérez votre majeur dans le rectum de votre partenaire qui vous fait face, vous pouvez palper une partie de la prostate sur le devant de votre doigt. Si votre majeur est suffisamment long, il pourra percevoir une sorte de petit renflement relativement ferme de la grosseur d'une moitié de tomate cerise qui serait cachée sous la paroi.

La prostate a trop de fonctions importantes pour toutes les nommer ici. Nous nous concentrerons sur les informations qui peuvent vous être utiles :

☞ Durant l'excitation sexuelle, la prostate interprète les pressions délicates comme du pur plaisir (les pressions trop fortes sont inconfortables ou douloureuses).

☞ La plupart des sensations agréables sont causées par des pressions indirectes sur les parties du corps adjacentes à la prostate.

☞ Les sensations produites par la prostate sont différentes de celles produites par le pénis mais peuvent être aussi intenses que celles-ci.

☞ Au moment de l'éjaculation, la prostate se contracte, ses contractions font partie de l'orgasme.

☞ Les orgasmes qui se déroulent lorsque la prostate est stimulée directement sont habituellement les plus puissants et les plus intenses.

Voici quelques façons de stimuler la prostate :

Indirectement :

☞ Une pression sur la racine du pénis (pénis caché).

☞ Le déplacement du pénis en érection vers le haut ou vers le bas, ou d'un côté à l'autre.

☞ Les contractions exercées par les muscles pelviens peuvent serrer la prostate. Les exercices **Kegel** peuvent être utilisés afin de renforcer ces muscles et de maintenir leur tonicité. Les exercices Kegel impliquent d'alterner entre des serrements et un relâchement du muscle pubococcygeus. C'est le muscle qui entre en action lorsque vous êtes en train d'uriner et essayez d'arrêter. Une autre façon d'identifier votre muscle pubococcygeus est de mettre un doigt dans votre anus et de serrer le doigt avec l'anus.

☞ Une pression douce appliquée sur le périnée ainsi que sur la zone anale en utilisant vos doigts ou une main.

Directement :

☞ Le massage direct de la prostate à l'aide d'un doigt.

☞ Le massage de la prostate en utilisant un godemiché. On trouve sur le marché une grande variété d'objets sexuels qui servent à masser la prostate.

☞ Les relations anales entre deux hommes peuvent provoquer aussi des stimulations directes de la prostate.

L'avantage d'utiliser un doigt est que vous pouvez sentir cet organe qui devient dur juste avant l'orgasme et cela vous permet une plus grande précision dans vos caresses.

Le massage de la prostate doit toujours être exécuté avec délicatesse. Une trop grande pression peut amener un inconfort et même de la douleur. La prostate, vu l'endroit où elle est localisée, est habituellement protégée des traumatismes.

Caresses

☞ Utilisez le majeur puisque c'est le doigt le plus long cela vous permettra d'atteindre la prostate. Cependant, il est possible que votre doigt ne soit pas suffisamment long pour l'atteindre. Si c'est votre cas, vous pouvez utiliser un godemiché.

☞ Déplacez votre doigt doucement autour de la prostate en allant de droite à gauche ou de bas en haut.

☞ Sollicitez les commentaires de votre partenaire sur le type de pression que vous utilisez.

☞ Donnez des coups légers sur la prostate à l'aide de votre doigt.

☞ Certains hommes aiment avoir un deuxième doigt inséré dans l'anus et certains autres, plus que deux.

☞ Vous pouvez appuyer toute la paume de votre main sur la région extérieure de l'anus. Cette douce pression produit aussi des sensations agréables sur la prostate.

☝ Si votre doigt se trouve sur sa prostate alors qu'il éjacule, vous sentirez la prostate qui se contracte. Après l'éjaculation, retirez lentement et délicatement votre doigt. Attention : retirer le doigt rapidement peut être désagréable!

N'ayez pas d'inquiétudes si votre partenaire émet des sons que vous n'avez jamais entendus auparavant. Ce n'est probablement pas de la douleur mais un plaisir intense!

Conseil: "Assied-toi sur... ma cuisse!"

Une façon efficace et non menaçante de lui faire découvrir les plaisirs que peut procurer la prostate est de le masturber (ou de lui demander de se masturber) debout pendant que vous êtes devant lui en position assise. Demandez-lui d'évaluer sur une échelle de 1 à 10 son degré de satisfaction. Ensuite, demandez-lui de s'asseoir sur votre cuisse en effectuant les mêmes caresses que lorsqu'il était debout. Demandez-lui de réévaluer son degré de satisfaction. Toute augmentation de plaisir est reliée à la pression indirecte que votre genoux provoque sur sa prostate.

Pour plus de détails, voir la technique : « **Assieds-toi sur ma cuisse!** »

Vous avez maintenant entre les mains une autre clé de son extase sexuelle.

Le Point du levier

Échelle du plaisir (sur 5): ☺☺☺☺

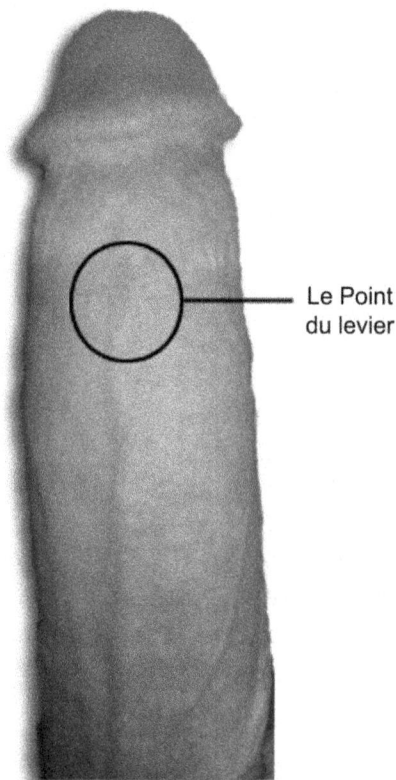

L'arrière du pénis circoncis

La zone que nous appelons **le Point du levier** se trouve à l'arrière du pénis à un tiers de sa longueur à partir du gland (à la hauteur de la cicatrice de la circoncision chez l'homme circoncis). C'est une zone plutôt particulière, car lorsqu'on la touche, elle produit peu d'effets. Par contre, en y effectuant une pression modérée afin de déplacer le pénis en pleine érection vers le bas, vous déclencherez des sensations qui causeront un grand plaisir sexuel tout autour du pénis et même à l'intérieur de celui-ci!

Mais comment est-ce possible?

Quand le pénis est en pleine érection, sa racine, la partie qui se trouve à l'intérieur du corps, est proche de la prostate. En frottant sur le Point du levier et en exerçant en même temps une légère pression vers le bas, vous stimulerez l'organe tout entier, en plus de la prostate! Ces actions excitent les récepteurs qui se trouvent profondément à l'intérieur de l'aine. Le cerveau interprète ces stimulations comme celles qui sont associées à une pénétration.

C'est simple et efficace. C'est l'effet provoqué par le Point du levier!

Faire monter son plaisir: vous pouvez activer le Point du levier de plusieurs façons:

☞ En utilisant un doigt ou votre main, pressez le pénis en érection vers le bas en touchant seulement le Point du levier. Cela a pour effet d'agrandir l'angle du pénis par rapport au ventre.

⚠ Attention: il y a une limite à l'angle que vous pouvez donner au pénis par rapport au corps. Si vous dépassez cette limite, vous créerez un inconfort qui pourrait aller, si vous continuez, jusqu'à la douleur. Ici aussi, observez ses réactions ou demandez-lui de vous faire part de ses sensations.

☞ En utilisant un doigt, frottez délicatement le Point du levier en déplaçant la peau dans un mouvement circulaire. Vous pouvez l'effectuer sans toucher le reste du pénis ou, pour un plaisir supplémentaire l'exécuter lorsque l'avant du pénis presse contre votre autre main, la jambe de votre partenaire ou tout autre point de contact.

☞ N'oubliez pas que le Point du levier fonctionne seulement lorsque le pénis est en pleine érection. Si ce n'est pas le cas, ne perdez pas votre temps, car les sensations seront peu ou aucunement agréables.

N'ayez pas de surprises si l'homme qui se trouve entre vos mains crie. Il ne souffre pas: ce sont des cris de plaisir!

Le Pénis caché : second regard

Plus tôt, nous avons exploré la prostate et son rôle pivot dans le plaisir sexuel et l'orgasme. Vous pouvez aussi stimuler la prostate de plusieurs façons, en caressant le pénis caché.

1. La méthode de la pression :

☞ Avec votre main ou à l'aide d'un objet, pressez avec délicatesse contre la moitié arrière du périnée (près de l'anus). Cela amène une pression indirecte sur la prostate.

2. La méthode de l'effet de levier :

La meilleure façon de comprendre cette manœuvre est de visualiser une bascule. La bascule est essentiellement un levier plus long équilibré sur un point d'appui situé au milieu. Lorsqu'il y a plus de poids d'un côté, (ou que le centre de gravité est transféré d'un côté plus que de l'autre (par exemple en se penchant en arrière), ce côté descend et l'autre remonte.

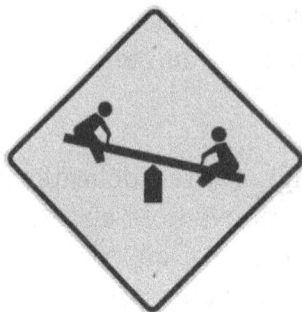

Le pénis peut être vu comme une bascule. Mais nous parlons ici du pénis au complet, incluant la racine cachée. Le point d'appui se trouve à peu près là où il est joint au corps. Cela veut dire que la partie extérieure du pénis, celle qui est visible, est la moitié de la bascule et que la racine (ou pénis caché) est l'autre moitié.

☞ Visualisez ainsi le pénis en érection d'un homme qui se tient debout. Si vous tirez délicatement le pénis visible vers le BAS, l'autre partie, celle qui est cachée va remonter vers le HAUT. Vous vous demandez : « Et alors? » Eh bien, lorsque la partie interne remonte, elle presse la prostate et produit un profond plaisir. Mais prudence, car il y a une limite... Vous aurez besoin de découvrir quelle pression vous pouvez exercer, quel est l'angle maximum que vous pouvez donner au pénis avant que le plaisir ne tourne à l'inconfort.

☞ D'autres variations de cette manœuvre incluent: pousser délicatement le pénis en érection d'un côté à l'autre, en diagonale ou dans toute autre direction. Votre tactique doit être de changer l'angle de l'érection par rapport au corps du partenaire. Vous pouvez aussi gentiment déplacer le pénis en érection vers l'avant, le tirer vers l'extérieur du corps.

☝ **Conseil**: un excellent endroit où vous pouvez presser est le Point du levier dont nous avons parlé plus tôt dans la section concernant le pénis.

L'Axe du plaisir

Échelle du plaisir (sur 5): Elle varie de ☺ à ☺☺☺☺

Si vous pensez, comme nous, qu'il y a beaucoup trop de souffrance, de douleur et de mal sur la terre, alors, vous apprendrez avec joie que tous les hommes ont un antidote à cela. Il s'agit de l'**Axe du plaisir**!

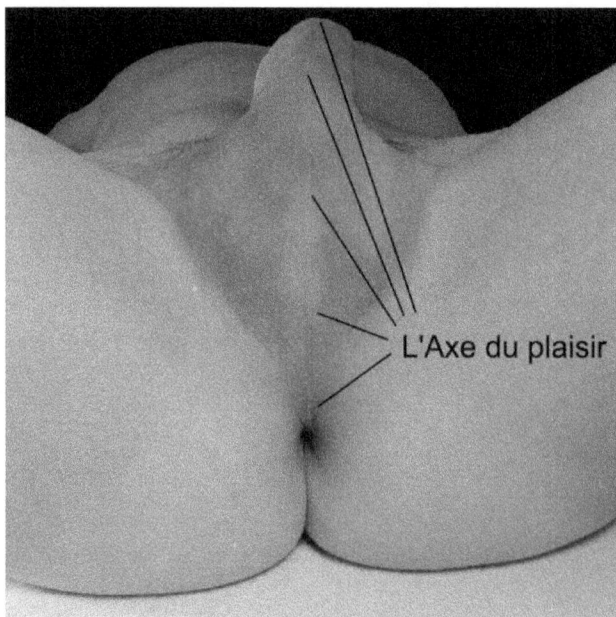

Maintenant que vous possédez une vue d'ensemble de l'anatomie des zones érogènes masculines, la notion de l'Axe du plaisir va vous aider :

- À intégrer ces notions

- À comprendre comment ces zones sont reliées entre elles

- À vous rappeler où elles sont situées.

L'Axe du plaisir est la ligne centrale faite d'une peau parfois striée, parfois cahoteuse, parfois plus foncée qui ressemble à une couture qui se trouve au milieu de l'aine. Elle n'est peut-être pas aussi spectaculaire que la grande muraille de Chine, mais cette ligne couvre, elle aussi, un vaste territoire.

L'Axe du plaisir commence au bout du pénis, descend sur le pénis, traverse le milieu du scrotum, passe au milieu du périnée, entre dans l'anus et se termine à l'intérieur du point le plus élevé de la prostate.

Ce qui est important de retenir à propos de cette ligne est que les terminaisons nerveuses qui la composent sont beaucoup plus sensibles au plaisir que celles de la peau qui l'entoure. De façon générale, lorsque le pénis est en érection et qu'il est stimulé à l'aide des mains, de la bouche ou lors de la pénétration, les caresses effectuées sur l'Axe du plaisir peuvent être spectaculairement exquises!

Prenez place à bord de notre tour guidé de l'Axe du plaisir!

La première section de l'Axe, en commençant par le sommet du pénis, traverse la zone masculine la plus sensible sexuellement: le Point taquin, le Cœur du plaisir et le Point doux.

☝ Lorsque nous continuons plus bas, l'Axe du plaisir semble disparaître mais il réapparaît sur le scrotum et le traverse complètement. Les caresses effectuées sur le raphé du scrotum peuvent provoquer un effet de ravissement!

☝ Lorsque vous caressez les régions périphériques et que vous vous dirigez lentement vers l'Axe, l'intensité des sensations augmente.

☝ Sur certains hommes, la partie de l'Axe qui se trouve sur le périnée est particulièrement sensible. Il répond bien aux caresses variant de délicates à moyennes.

☝ Le point qui se trouve à la jonction de l'Axe et de l'anus aime souvent être massé légèrement par un doigt lubrifié.

L'importance de l'Axe du plaisir n'est pas exagérée. Comme les lignes de failles qui provoquent les secousses sismiques, sachez l'utiliser afin de provoquer des tremblements chez votre partenaire.

L'intérieur des cuisses

Échelle du plaisir (sur 5) : ☺☺☺

L'intérieur des cuisses est un endroit vraiment sensible au toucher qui dépasse même la sensibilité de certaines autres zones érogènes. Malheureusement, c'est souvent une zone érogène négligée alors qu'elle peut augmenter considérablement le plaisir d'un homme.

Par contre, les caresses effectuées sur l'intérieur des cuisses peuvent chatouiller, c'est pourquoi certains hommes préfèrent une caresse ferme plutôt qu'un toucher léger. Vous devrez donc expérimenter celles-ci afin de découvrir les préférences de votre partenaire.

La stimulation de l'intérieur des cuisses peut être vraiment érotique au début d'une séance, alors que vous n'avez pas encore touché son pénis.

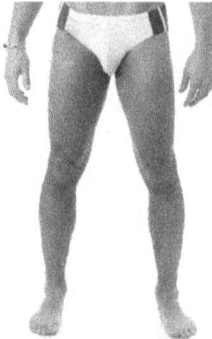

Caresses

☞ Placez vos mains près des genoux. Montez lentement vos mains en caressant l'intérieur des cuisses. Votre partenaire anticipera le plaisir qu'il pourra ressentir si vos mains se rendent jusqu'à ses organes génitaux. Cela peut être agréable de le faire patienter pour quelque temps, mais ne le faites pas souffrir trop longtemps!

☞ Tracez de petits cercles à l'intérieur de ses cuisses en touchant « accidentellement » à son périnée ou à son anus.

☞ Pendant que d'une main vous stimulez son pénis, de l'autre, caressez l'intérieur de sa cuisse dans un mouvement circulaire ou de bas en haut. Vous pouvez également amener votre main jusqu'au pli interne de la cuisse et jusqu'au périnée.

☞ La sensation d'une main qui agrippe fermement l'intérieur de la cuisse est très agréable pour certains hommes.

☞ Vous pouvez aussi utiliser vos deux mains afin d'effectuer, en même temps, une pression (de légère à moyenne) sur l'intérieur des deux cuisses, comme si vous vouliez les écarter. Cela produit chez l'homme une sensation très agréable, une sorte de mise en exposition des organes génitaux.

Les fesses

Échelle du plaisir (sur 5) : ☺☺☺

Les fesses sont une des parties du corps les plus scrutées. Les hommes et les femmes les regardent afin d'évaluer l'attirance d'un partenaire. Même si elles sont robustes et peuvent prendre une fessée, elles ont des zones plus sensibles aux touchers et aux pressions qui peuvent être utilisés afin d'accroître le plaisir sexuel.

Caresses

☞ La sensibilité des récepteurs s'accroît à mesure que vous vous dirigez au centre des fesses, vers l'intérieur des jambes et de l'anus. En prenant les fesses à pleines mains, caressez ou massez les fesses en utilisant un mouvement circulaire.

☞ Glissez vos mains le long des courbes. De temps en temps, laissez un doigt ou deux toucher à la zone anale et même à l'anus.

☞ La partie des fesses qu'on utilise pour s'asseoir est habituée à beaucoup de pression. Une tape occasionnelle sur les fesses peut être excitante pour certains et le bruit provoqué pourra plaire aux auditifs.

☞ Presser une fesse ou les deux en même temps que vous stimulez le pénis peut augmenter de manière significative le plaisir ressenti par votre homme.

☞ Masser une fesse en même temps que vous massez la zone anale avec votre autre main peut être très agréable.

☞ Écarter les deux fesses pendant que vous les massez est une sensation agréable pour beaucoup d'hommes.

Autres zones érogènes

Il existe sans doute d'autres zones qui sont érogènes chez votre partenaire. Parmi celles-ci, on trouve souvent les mamelons, les oreilles, la poitrine, les orteils et le cou. Nous n'entrerons pas dans les détails concernant ces différentes parties de son anatomie, puisqu'elles varient beaucoup d'un homme à l'autre.

La visite est terminée!

Voilà, nous avons complété le tour du propriétaire. Vous devriez maintenant posséder une bonne connaissance des diverses zones érogènes masculines et avoir une bonne idée de la façon de les caresser. Avant de passer aux techniques, il est important de découvrir les paramètres qui affecteront vos caresses.

PRÉPARATION : Outils et conseils pratiques

Vous possédez maintenant une excellente idée des différentes zones érogènes masculines. Vous pourriez commencer à expérimenter tout de suite les techniques avec votre partenaire. Par contre, nous vous suggérons d'avoir encore un peu de patience et de lire le chapitre qui suit. En effet, nous allons vous y présenter en détails les différents paramètres qui auront une influence sur la façon dont vous effectuerez les techniques.

Vous découvrirez, entre autres, les types de pressions à effectuer, les différents styles de partenaires, les positions possibles, les avantages des lubrifiants, l'art d'utiliser les pauses et les moyens efficaces d'être à l'écoute de votre partenaire.

En lisant ce chapitre, vous développerez trois aspects essentiels :

L'efficacité

Le fait de connaître les différents paramètres vous permettra de les utiliser à bon escient, au bon moment. Cela aura comme avantage de vous rendre plus efficace.

L'intensité

En intégrant certains des paramètres à vos caresses, vous multiplierez l'effet des techniques. Cela vous permettra d'augmenter l'intensité des sensations éprouvées par votre partenaire.

La variété

Lorsque vous utilisez une technique, vous n'avez qu'à modifier un seul des paramètres pour changer les sensations perçues par votre partenaire. Il aura l'impression d'être entre des mains expertes dans l'art de la jouissance et que vous maîtrisez des milliers de caresses sublimes!

Le cycle de la réponse sexuelle masculine

Avant d'aller plus loin, nous allons rapidement regarder ce qui arrive à un homme quand il est stimulé sexuellement. Il y a quatre phases et cela est connu sous le nom du cycle de la réponse sexuelle humaine. Imaginé par les chercheurs du célèbres Masters et Johnson, voici les réponses physiologiques associées à chaque phase:

1. phase d'excitation

C'est le début de la réponse sexuelle. On y observe une augmentation de la fréquence cardiaque, de la fréquence respiratoire et de la pression artérielle. La peau peut devenir plus chaude. Le sphincter anal peut avoir des contractions. Le pénis devient en érection partielle ou complète. Le scrotum se contracte et les testicules se rapprochent du périnée.

2. phase du plateau

C'est la période d'excitation sexuelle avant l'orgasme. Le sphincter urétral se contracte afin d'empêcher l'urine de se mélanger avec le sperme. Les muscles de l'aine autour du pénis se contractent rythmiquement. Le liquide pré-éjaculatoire peut s'écouler de l'urètre.

3. *phase orgasmique*

Cette étape est l'apogée de la phase du plateau. Elle est caractérisée par des vagues de plaisir intense, l'éjaculation du sperme, des contractions involontaires des muscles entourant le pénis, dans l'aine, le sphincter anal et parfois les muscles à travers le corps.

4. *phase de résolution*

Après l'orgasme, la pression artérielle, la fréquence cardiaque et la respiration se normalisent. Durant cette période, le pénis peut être sensible au toucher et la stimulation continue peut être désagréable. Certains hommes, cependant, peuvent revenir à une activité sexuelle après une courte période de temps.

Les outils de base : vos deux mains

Nous possédons deux des plus incroyables merveilles de l'univers. L'habileté de nos mains garnies de pouces opposables, nous a permis de développer une motricité fine et de créer une vaste gamme d'outils qui nous ont mené jusqu'à la lune.

Les deux mêmes mains peuvent être entraînées, entre autres, à jouer du piano ou du violon, à pratiquer les opérations chirurgicales les plus difficiles, et à construire des montres suisses. Ce qui est fantastique, c'est qu'elles peuvent aussi acquérir la dextérité nécessaire afin de prodiguer des caresses exquises qui vous permettront de procurer à votre partenaire le plus grand plaisir sexuel. Ce n'est qu'une question de connaissances et de pratique.

Quelles parties utiliser?

- Le bout des doigts

- Le dessus des mains

- Les côtés

- Le poing

- Le poignet

- Vous pouvez presser sur un endroit plus vaste en utilisant votre paume en entier ou le dessus de la main.

Mais n'oubliez jamais que vous pouvez aussi utiliser d'autres parties de votre corps comme le bout de votre nez, votre bouche ou votre langue. Dans ce domaine, il n'y a pas de limite!

Lorsque vous caressez votre partenaire, surtout son pénis, vous devez tenir compte de plusieurs éléments :

- la pression

- **le rythme**, qui a lui-même deux composantes :

- la vitesse

- la fréquence

- la friction (frottement) ou le déplacement de la peau

La pression : serre-moi!

Question :
Quelle pression dois-je exercer?

Réponse :
Cela dépend de quand vous effectuez cette pression et de l'endroit où vous l'effectuez. Généralement, il est préférable de commencer une séance par des pressions légères puis, d'augmenter graduellement la pression jusqu'au moment où vous désirez qu'il ait un orgasme. Souvenez-vous que chaque zone réagit d'une façon différente à la pression et que vous êtes à l'intérieur d'un continuum dans lequel une pression trop faible n'amènera aucune sensation ou une pression trop forte qui générera de la douleur avec, entre les deux, la pression adéquate qui produira l'effet désiré.

Vous ne le croirez peut-être pas, mais vous pouvez produire 10 fois plus de plaisir chez votre partenaire en effectuant 10 fois moins d'efforts! Ceci est un autre secret dans l'art de caresser le mâle!

Pour vous aider à avoir une idée plus précise du genre de pression à administrer lors des caresses, voici notre échelle de pression.

0   aucune pression

1   tenir un œuf

2   tâter une pêche pour voir si elle est mûre

3   tâter un avocat pour voir s'il est mûr

4   serrer le tube afin de faire sortir le dentifrice

5 fermer un sac en plastique avec glissière

6 ouvrir la porte de la voiture

7 remuer une cuillère dans un pot de beurre d'arachides

8 appliquer les freins d'un vélo

9 tenir fermement un pot pour tenter d'ouvrir le couvercle

10 s'accrocher à la barre de sécurité dans un manège de montagnes russes lorsque celui-ci est en marche.

L'utilisation d'une variété de types de pression sur les parties appropriées de l'anatomie de votre partenaire, allant de la pression légère à une forte pression, vous permettra de démontrer toute votre maîtrise de l'art de caresser un homme. Il faut savoir quand presser, avec quel type de pression et à quel endroit.

La vitesse

Comme pour la pression, c'est toujours une bonne idée de commencer lentement, car cela vous donne de la latitude pour aller plus rapidement par la suite. Normalement, dans les relations sexuelles, la vitesse n'est pas constante mais varie selon les goûts.

La fréquence

Il n'y a pas de limites à la variété de fréquences possibles mais pour vous donner une idée de l'étendue de la gamme, voici quelques exemples :

Une fois à chaque 10 secondes

Une fois à chaque 5 secondes

👆 Une fois à chaque 2 secondes

👆 Une fois à chaque seconde

Le rythme : la danse d'Éros

La relation entre la vitesse et la fréquence est ce qu'on appelle le rythme.

L'effet du rythme sur le plaisir sexuel est puissant et ne devrait pas être sous-estimé. Votre rythme doit être cohérent, c'est à dire qu'il ne doit pas varier trop d'une minute à l'autre. Par contre, il doit y avoir une grande différence entre le rythme du début et le rythme final. Comme la danse, le rythme est un art qui est à moitié appris et à moitié intuitif.

Voici quelques exemples qui illustrent bien les variations du rythme.

☞ Déplacez la paume de votre main très **lentement** du sommet du pénis jusqu'à sa base. Ensuite, **sans prendre de pause**, remontez lentement votre main vers le gland. Répétez la même opération, sans pause, pendant une minute.

☞ Comme ci-haut, mais faites des pauses d'une seconde ou deux quand votre main est rendue au sommet et à la base du pénis.

Dans cet exemple, la vitesse est la même mais la fréquence est plus grande dans le premier exemple. Effectuer des pauses réduit la fréquence. Varier la vitesse du déplacement de votre main et la longueur de la pause vous permettra d'obtenir des rythmes diversifiés. Le rythme est un des principes les plus importants afin de créer et de maintenir un élan érotique.

Un bon exemple de rythme est le Boléro du compositeur Ravel, utilisé comme trame sonore dans le film «10». Il commence lentement, avec le volume et le rythme qui augmentent graduellement jusqu'au paroxysme.

Ah! Qu'il est doux de ne rien faire!

Pourquoi vous presser? Faites une pause! Voici enfin un endroit où en faire moins est beaucoup mieux! Souvent, nous mettons beaucoup d'efforts et d'ardeur dans les activités dans lesquelles nous voulons exceller. Vous pourriez penser qu'ici aussi, toucher davantage serait ce qu'il y a de mieux, mais ce n'est pas le cas. Une pause entre deux caresses fait en sorte que la caresse suivante est encore plus plaisante. Quand vous buvez une coupe de vin, vous ne la buvez pas d'un coup. Vous faites des pauses entre chaque gorgée et cela fait en sorte que l'expérience est beaucoup plus agréable. C'est la même chose au niveau des caresses érotiques.

Il est très important d'insérer des pauses lors des caresses sur le pénis afin que les terminaisons nerveuses puissent se sensibiliser à nouveau, tel que mentionné dans la section « Les terminaisons nerveuses et la désensibilisation ».

De quelle longueur est la pause idéale? Il y a plusieurs bonnes réponses. Ici aussi, il faudra tenir compte de vos expérimentations et des réactions de votre partenaire. La durée de la pause dépendra aussi, bien sûr, du stade de votre relation sexuelle, de l'état d'excitation de votre partenaire, de la technique et du rythme que vous utilisez. En général, une pause peut durer entre ½ seconde et 10 secondes. Vous devriez pouvoir constater l'effet de la pause par sa réaction lors de la caresse suivante.

Lorsque vous effectuez une des techniques de ce livre, vous pouvez varier la durée et la fréquence des pauses. Cela fera en sorte d'ajouter de la profondeur et de l'intensité à cette technique. De plus, en insérant des pauses dans le jeu sexuel, vous créez chez l'homme des moments d'expectative qui rehausseront son plaisir lorsqu'il aura enfin la caresse espérée.

Une bonne alternative à une pause durant laquelle vous cesseriez tout, est de caresser une autre zone érogène durant cet arrêt, puis de revenir à la partie précédente.

Une des plus grandes erreurs à éviter est de commencer des jeux sexuels en caressant le pénis rapidement et en utilisant une grande pression. En faisant cela, vous ne vous laissez plus la possibilité de construire lentement une montée vers l'extase. Ce serait comme si les préliminaires étaient sautés dans une relation sexuelle ou comme servir un dessert très riche et très sucré au début d'un repas. Vos invités auraient de la difficulté à savourer les saveurs délicates servies par la suite.

Frotter ou *déplacer*?

On peut effectuer la plupart des techniques sur le pénis présentées dans ce livre en utilisant le frottement ou le déplacement de la peau. Pour vous aider à bien comprendre la différence entre ces deux types de contacts, voici un exemple pour chacun :

Imaginez que vous avez mal à la tête et que vous massez vos tempes avec vos doigts. C'est la peau des tempes qui se déplace comme si les doigts étaient collés à la peau. C'est le mouvement **déplacer la peau**. Dans ce mouvement, il n'y a pas de friction entre les doigts et la peau, c'est seulement la peau qui se déplace.

Imaginez maintenant que vous enduisez votre bras de crème pour le corps. La peau du bras ne se déplace presque pas, c'est la main qui applique la crème qui glisse sur la peau. Dans ce cas-ci, il y a de la friction. Nous appellerons ce mouvement **frotter**.

Les hommes non circoncis aiment, en général, que leur peau soit déplacée. C'est le mouvement naturel pendant la pénétration vaginale. De plus, ils ont suffisamment de peau pour permettre ce déplacement.

Chez les hommes circoncis, cela dépend. Certains sont trop sensibles pour le frottement qui peut amener rapidement une friction puis, une irritation de la peau. Commencez donc toujours avec une main légère et demandez à votre partenaire de vous donner ses commentaires à mesure que vous ajoutez de la pression. L'absence d'un prépuce rend le déplacement de la peau plus limité, mais il est quand même possible. Surveillez l'amplitude du mouvement afin de ne pas tirer au-delà des limites de son confort.

Vous pouvez aussi effectuer vos caresses sur les autres zones érogènes selon ces deux manières.

⚠ Si vos mains sont rêches, il est préférable d'éviter le frottement et d'utiliser plutôt le déplacement de la peau.

Quel est ce type?

Il existe au moins cinq types d'amants au niveau sensoriel : les kinesthésiques, les auditifs, les visuels, les olfactifs et les oraux. En résumé, les kinesthésiques aiment toucher et être touchés, les auditifs sont excités par les sons entendus, les visuels aiment voir ce qui se passe, les olfactifs adorent les odeurs et les oraux tirent beaucoup de plaisir de l'utilisation de leur bouche. Il est à noter qu'il y a souvent chez un même homme une combinaison de plusieurs types d'amants.

En sachant le type d'amant qui se trouve à vos côtés, vous pouvez apporter de légères modifications à vos procédés habituels qui peuvent augmenter son degré d'excitation de façon radicale. En effet, la même technique aura une différente intensité si vous l'adaptez à son type de personnalité. Par exemple, un visuel n'aura pas le même plaisir s'il peut voir ce que vous lui faites ou s'il est caressé dans la noirceur. Une caresse chez un auditif sera rehaussée par l'ajout de petits sons de votre part. Voyons plus en détails :

Le kinesthésique

Le kinesthésique aime toucher et être touché. Cela l'excite. C'est lui qui sera le plus enchanté par les caresses et techniques que vous allez découvrir grâce à ce livre. Certains aiment les caresses douces, d'autres les aiment avec plus de force alors que d'autres aiment le chatouillement voire même la douleur.

Quelques conseils pour intensifier son plaisir :

☝ Commencez par un massage.

☝ Utilisez une grande variété des techniques présentées dans ce livre.

☝ Caressez son corps partout, même les zones qui ne sont pas considérées comme érogènes.

☝ Il pourra vous surprendre en intégrant rapidement les principes et les techniques présentées dans ce livre, même sans avoir lu le livre. Cela se reflétera dans les caresses qu'il vous fera.

L'auditif

L'auditif n'est pas seulement excité par les caresses mais aussi par les sons qu'il peut entendre.

Lorsque vous le caressez :

☝ Émettez des gémissements ou des ronronnements.

☝ Parlez-lui en le caressant. Sachez quel type de paroles lui convient le mieux: romantiques, érotiques, jeux de rôles, ou grivoises. Cela devrait être discuté auparavant afin que chaque partenaire y trouve son plaisir.

☝ Si cela n'est pas contre vos principes, faites-lui entendre, en fond sonore, des films pornographiques.

👆 Lorsque vous utilisez du lubrifiant, faites exprès d'effectuer des sons avec celui-ci en le sortant du contenant ou en frottant vos mains ensemble.

👆 Afin d'augmenter son expérience auditive, bandez-lui les yeux!

Le visuel

Comme le nom l'indique, le visuel aime voir ce qui se passe.

Lorsque vous le caressez :

👆 Permettez-lui de vous admirer.

👆 Portez de la lingerie érotique ou des costumes.

👆 Certains hommes sont excités par des parties spécifiques du corps. Sachez les mettre en valeur.

👆 Si cela n'est pas contre vos principes, permettez-lui de regarder des films pornographiques en même temps que vous le caressez.

👆 Il est préférable d'effectuer vos caresses sous un certain éclairage plutôt que dans le noir afin qu'il puisse voir ce que vous faites. Un éclairage particulier peut permettre de créer une ambiance érotique.

👆 Vous pouvez aussi vous caresser devant lui à certains moments de la relation sexuelle.

Les olfactifs et les oraux

Certains hommes sont allumés par les odeurs. Le parfum, les odeurs corporelles, l'odeur du cuir ou du latex peuvent facilement les exciter avant même que vous ayez commencé à les caresser.

Certains hommes raffolent de tout ce qui est relié à l'oral, tel qu'embrasser, lécher ou sucer, gestes qui augmentent l'intensité de leur expérience sexuelle.

Lorsque vous caressez l'olfactif :

☞ portez un parfum capiteux

☞ utiliser les huiles essentielles

☞ demandez-lui ses odeurs préférées et infusez-les dans l'air.

Lorsque vous caressez un oral :

☞ laissez-le vous lécher

☞ apprenez quelles sont les choses qu'il aime mettre dans sa bouche et gâtez-le.

☞ intégrez la nourriture (crème fouettée, chocolat, etc.)

À propos de la masturbation

Il est possible que vous ayez un préjugé face à la masturbation :

> *« C'est gênant! »*

> *« Ce sont des jeux pour adolescents! »*

> *« Je n'ai aucune idée comment le masturber! »*

> *« Pour un homme c'est moins bon qu'une relation complète! »*

Nous en avons entendu de toutes les sortes! Souvent, il s'agit soit d'une protection face à quelque chose qu'on maîtrise mal, ou bien de la honte, du dédain ou de l'embarras. Laissez-nous vous dire que la majorité des hommes adorent être masturbés. Pour eux, c'est simple : ils n'ont qu'à se laisser faire! C'est pour cette raison, et afin de sortir de concepts peut-être trop bien installés, que nous parlons dans ce livre de caresses manuelles.

Vous et votre partenaire aurez avantage à vous accorder mutuellement la permission de vous caresser manuellement devant l'autre et le droit de caresser l'autre sans impliquer une relation complète. Cette simple permission vous permettra probablement de développer une plus grande intimité!

Notre avis est simple et clair: caresser manuellement un partenaire permet de développer une plus grande intimité avec cette personne et par conséquent, une relation plus profonde.

Oubliez tout ce que vous avez appris sur la masturbation et retenez cette règle : si ça fait du bien et que ça ne fait de mal à personne, faites-le sans gêne!

Les lubrifiants

L'utilisation de lubrifiants est optionnelle et est une affaire de goût. Certains hommes ne peuvent être caressés sans utiliser de lubrifiants et d'autres préfèrent les jeux « à sec ». Comme pour toutes les informations que vous trouverez dans ce livre, nous vous suggérons de lui demander son avis. Nous vous conseillons aussi d'expérimenter pour voir ce qui est le plus efficace pour vous (et conséquemment pour lui!). Dans tous les cas, vous ne le saurez qu'en l'expérimentant et en demandant à votre partenaire ce qu'il ressent.

Les lubrifiants peuvent se diviser en cinq catégories :

1. la salive

2. les huiles

3. les lubrifiants à base d'eau

4. les lubrifiants à base de silicone

5. le liquide pré-éjaculatoire

Appliquer un lubrifiant au milieu d'une session peut significativement altérer les sensations et pas toujours pour le mieux.

Malgré la perception que vous pouvez avoir sur la nécessité d'un lubrifiant, l'utilisation des techniques délicates sans lubrifiant peut être exquise pour l'homme, en particulier en début de séance. Le secret est de commencer avec des caresses lentes et légères.

La salive

C'est le lubrifiant le plus naturel, mais les qualités de la salive (viscosité et quantité) peuvent varier suivant les personnes et le moment. Si votre bouche produit une salive en bonne quantité et d'une bonne viscosité vous avez de la chance et votre homme encore plus!

Si cela est nécessaire, il y a des façons d'augmenter la quantité et la viscosité de votre salive. Vous pouvez :

Vous mordre le bout de la langue comme le font certains acteurs dont la bouche est desséchée sous l'effet du trac.

boire du jus d'orange.

prendre dans votre bouche, sans l'avaler, 1 cuillère à thé d'huile d'amandes douces ou d'huile d'olive. Faites-la bien circuler dans votre bouche.

Avantages

- Toujours disponible

- Naturelle

- Apporte une bonne sensation

Inconvénients

- peut sécher rapidement

- odeur parfois désagréable

- friction désagréable si la salive s'assèche

Les huiles

Si vous utilisez de l'huile, utilisez toujours de l'huile comestible. En particulier si vous avez l'intention d'effectuer des caresses avec votre langue. Nous vous suggérons deux huiles en particulier : l'huile d'amandes douces et l'huile d'olive.

Avantages

- Ont une bonne durée

- Ne sèchent pas

- Sont naturelles

Inconvénients

- Ne font pas bon ménage avec les condoms

- Peuvent tacher les draps et les vêtements

- L'huile d'amandes douces peut rancir

⚠ **ATTENTION!** N'utilisez pas d'huile ou de gelée de pétrole si vous utiliserez un condom par la suite puisque ces produits dégradent le latex et peuvent l'amener à percer.

Les lubrifiants à base d'eau

Le plus grand avantage des lubrifiants à base d'eau est qu'ils peuvent être utilisés de façon sécuritaire avec les condoms.

Avantages

- N'endommagent pas le latex des condoms

Inconvénients

- Les sensations peuvent être moins bonnes qu'avec les sécrétions naturelles

- Peuvent avoir un goût désagréable

Au naturel!
Pour les amants de la nature, nous vous proposons une recette de lubrifiant à base d'eau qui est facile, économique et très naturelle :

Lubrifiant naturel aux graines de lin
Amenez à ébullition 6 tasses d'eau. Ajouter 1 tasse de graines de lin. Baissez le feu et laisser bouillir pendant six minutes. Fermez le feu, couvrez et laissez reposer pendant six minutes. Filtrez à l'aide d'un tamis et déposez dans un récipient stérile. Entreposez au réfrigérateur. Nettoyez tout de suite les chaudrons puisque ce sera plus difficile si cela sèche sur les parois. Lorsque vous voulez utiliser le lubrifiant, prenez-en une petite quantité et réchauffez-la dans la paume de vos mains.

Les lubrifiants à base de silicone

Les lubrifiants à base de silicone ont la réputation d'être supérieurs aux lubrifiants à base d'eau. Ils durent plus longtemps. Par contre, un grand désavantage est qu'ils tachent les tissus et qu'il est presque impossible de les nettoyer. Une possibilité est de recouvrir votre lit avec un morceau de plastique et d'y aller à cœur joie!

Avantages

- On peut les utiliser avec les condoms

- Durent longtemps

Inconvénients

- Tachent les tissus

- Peuvent avoir un goût désagréable

⚠️ Certains lubrifiants ont un effet chauffant ou refroidissant. Il faut être prudent et ne pas en abuser, car ils peuvent causer une désensibilisation ou une irritation de la peau des organes génitaux et de l'anus.

Le liquide pré-éjaculatoire

C'est le liquide produit par les glandes de l'appareil génital masculin qui s'écoule par le méat urinaire durant une relation sexuelle. Ce liquide a pour but de neutraliser l'urine et de lubrifier le gland avant une pénétration. Certains hommes produisent une grande quantité de liquide pré-éjaculatoire. C'est un excellent lubrifiant puisqu'il a été fabriqué par la nature à cet usage.

Avantages

- Naturel

Inconvénients

- Certaines personnes n'aiment pas son goût.

- Certains hommes n'en produisent pas en quantité suffisante.

Progression de la lubrification

Il existe une progression dans l'utilisation des lubrifiants lors des caresses, en particulier lorsque c'est le pénis qui est caressé. En effet, nous avons remarqué qu'il est préférable d'y aller dans l'ordre suivant:

1. à sec

2. avec salive

3. avec lubrifiant

⚠️ Si vous utilisez la salive dès le début et que la salive sèche et que vous continuez à sec, cela peut causer une certaine friction qui peut amener une insensibilité temporaire du pénis de votre partenaire.

💡Lorsque vous utilisez un lubrifiant, il est parfois utile de le réchauffer en frottant vos deux mains ensemble. Cela évite un choc thermique désagréable!

Le cockring ou anneau pénien

Le cockring est un outil précieux afin de favoriser le maintien de l'érection. Il s'agit d'un anneau qui est fabriqué principalement à partir de cuir, de latex ou de métal.

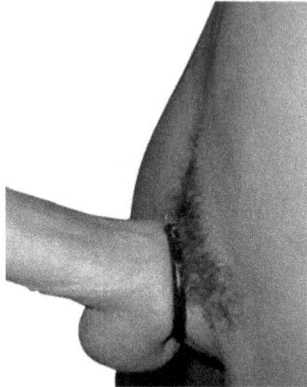

Le cockring entoure la base du pénis près du pubis et le dessous des testicules près du périnée. Cela amène une constriction autour du pénis ce qui a pour effet de garder plus de sang à l'intérieur de l'organe et cela aide à maintenir l'érection. Plusieurs hommes ont alors une érection plus grande et plus ferme ainsi que des éjaculations plus puissantes. Le cockring peut aussi aider à rallonger la durée du plaisir avant l'orgasme. L'homme peut ainsi avoir un plus grand contrôle et reporter l'orgasme jusqu'au moment désiré. Cela est particulièrement intéressant pour les hommes qui ont des éjaculations précoces. Certains hommes emploient le cockring en même temps qu'un médicament contre la dysfonction érectile et notent que cela multiplie les effets sur leur érection.

⚠ Choisissez un cockring de la bonne dimension! Il ne devrait jamais être trop serré car cela amènerait un arrêt du flot sanguin dans le pénis. Les cellules du pénis manqueraient alors d'oxygène et pourraient mourir. Une règle qui permet d'en faciliter le choix est que vous devriez être capable de passer un ou deux doigts entre le cockring et le pénis lorsque celui-ci est au repos. Si le pénis en érection devient pourpre, froid ou engourdi c'est que le cockring est trop serré et cela pourrait être dangereux. Il ne faut pas non plus que l'homme dorme avec un cockring. Cela étant dit, rappelez-vous surtout que le cockring est un merveilleux gadget!

Tondez ce poil que je ne saurais voir!

Un autre paramètre qui peut affecter l'efficacité de vos caresses est le poil qui recouvre les parties génitales de votre partenaire. Il est à noter que, tant au niveau du scrotum, de l'anus, du pubis que du périnée, il vous sera beaucoup plus facile d'effectuer les techniques présentées dans ce livre si votre homme se rase les poils de ces régions. De nos jours, c'est très en vogue et plusieurs hommes rasent déjà le poil de leurs parties intimes. Cette pratique existe depuis l'Égypte ancienne et, sans aucun doute, bien avant.

Votre homme est fermé à l'idée? À vous de le convaincre en lui suggérant peut-être de raser vous-même ces parties de son corps, ce qui peut se transformer en un jeu sexuel non dépourvu d'intérêt! Pour l'homme, la sensation des doigts ou de la langue sur le scrotum, le pubis ou le périnée rasés est complètement différente qu'avec du poil. Le poil désensibilise les terminaisons nerveuses de la peau. L'effet est similaire aux caresses effectuées sur la peau du visage fraîchement rasée versus sur le même visage qui arbore une barbe. Si c'est votre souhait, cela peut être un bon argument à utiliser afin de convaincre votre partenaire de raser ses parties génitales. Pour plusieurs, les caresses effectuées sur une peau sans poils sont beaucoup plus agréables.

C'est une expérience à tenter afin que votre homme ait la chance d'expérimenter le facteur « Wow! » au moins une fois dans sa vie.

Raser la peau peut produire de minuscules coupures presqu'invisibles. Si vous ne connaissez pas l'état de santé de votre partenaire, il serait préférable d'attendre quelques heures après le rasage afin d'éviter la transmission de maladies transmises par le sang.

Prenez la pose!

Voici les positions de base qui vous permettront d'effectuer les techniques:

ALLONGÉ AU LIT : l'homme est étendu sur le dos avec les jambes allongées ou pliées. Vous vous placez à genoux entre les jambes ou à plat ventre sur le lit. Si les jambes de l'homme sont pliées, il peut les écarter ou il peut laisser retomber les genoux sur les côtés. Pour augmenter son confort, vous pouvez placer un oreiller sous chaque genou. Cette position vous donne un bon accès, entre autre, au périnée. Vous pouvez aussi placer un oreiller sous ses fesses pour relever son bassin.

ASSIS : l'homme est assis sur une chaise. Vous êtes à genoux au sol en ayant pris soin de placer un coussin sous vos genoux.

DEBOUT : l'homme est debout et soit :

- vous vous assoyez sur le lit ou sur une chaise
- vous êtes à genoux au sol.

À GENOUX : l'homme est à genoux sur le lit. Vous vous couchez sur le lit (sur le dos ou sur le côté). Cette position permet un bon accès à toutes les parties sensuelles.

CHAISE À DEUX : vous vous assoyez sur le lit ou sur une chaise et l'homme est assis sur une ou deux de vos cuisses en vous faisant face. Il est préférable qu'il ait les deux pieds au sol pour alléger son poids sur vos cuisses.

À QUATRE PATTES : l'homme est à quatre pattes. Cette position est excellente pour toutes les techniques qui visent le périnée et l'anus.

Et la pornographie dans tout cela?

La pornographie, considérée comme sale et ignoble par plusieurs... peut être votre alliée! Vous avez peut-être des objections à l'idée de regarder des films pornographiques. Plusieurs de ces réticences sont justifiées par le contenu douteux de certains ce ceux-ci. Par contre, lorsque bien choisie, il peut s'agir d'un outil de plus dans votre panoplie de moyens afin d'amener votre partenaire vers l'extase.

Il est possible que vous sentiez une certaine menace ou une certaine jalousie due au fait qu'il soit excité sexuellement en regardant d'autres personnes. Sachez que ce n'est pas parce que vous ne lui plaisez plus, ni parce ce qu'il n'est plus attiré par vous. Cela ne lui donnera pas non plus l'envie de vous laisser tomber.

C'est simplement parce qu'il n'y a rien de plus excitant pour un homme que la nouveauté. Sachant ce fait, vous pouvez donc l'utiliser à votre avantage. Il est possible que cela vous dérange les premières fois. Tentez l'expérience et essayez d'élargir graduellement votre zone de confort.

Cela étant dit, vous ne lui donnez pas la permission de regarder de la pornographie à chaque fois que vous avez une relation sexuelle. Il y a une place et un moment pour la pornographie. Elle fait partie de votre trousse d'outils érotiques. Il existe sur le marché un vaste choix de films. Choisissez-en que vous ne considérez pas dégradants ou de mauvais goût.

Un dernier mot : Laissez-le regarder des films pornographiques si vous voulez doubler ou tripler le pouvoir de vos mains. Par contre, contrôlez le choix du film et la télécommande!

Soyez à l'écoute!

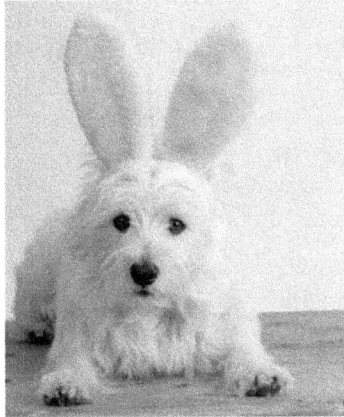

Puisque chaque homme est différent, il vous faudra vous adapter à ses goûts. Pour ce faire, la meilleure stratégie sera d'expérimenter les techniques avec lui pour découvrir lesquelles il préfère. Comme vous le savez déjà, la plupart des hommes sont peu loquaces. Il vous faudra donc utiliser différents stratagèmes pour connaître ce qui lui plaît le plus. Pour vous aider dans cette démarche, nous vous proposons 5 stratégies gagnantes.

Écoutez les sons qu'il produit!

Écoutez les sons produits par votre partenaire lors de l'utilisation des techniques. Il peut s'agir de gémissements, de grognement ou de soupirs. Il est parfois difficile de faire la différence entre un son de plaisir et un autre de douleur. Ils sont souvent semblables à s'y méprendre. Il est important de vérifier auprès de votre partenaire ce qu'il en est.

Observez ses réactions corporelles!

Observez les réactions corporelles produites par votre homme. Voici quelques signes qui vous permettront de savoir que vous êtes dans la bonne direction :

• Il a un pénis en érection

• Son pénis en érection effectue des petits bonds, est agité par des secousses, des crispations nerveuses ou des pulsations

• Son scrotum est contracté et tendu (les testicules ne pendent pas)

• Sa respiration est plus rapide

• Ses jambes s'écartent

• Il bouge son bassin

• Il fait des grimaces ou sourit

Feedback

Posez-lui la question!

Rien de tel que d'avoir une franche discussion pour connaître ce qui lui plaît. Par contre, puisque plusieurs hommes parlent peu à ce sujet, nous vous proposons de le lui demander lors d'une expérimentation. Vous testez sur lui les différentes techniques proposées dans ce livre et vous lui demandez tout de suite ses commentaires. Puisque cela ressemble à un examen médical, les personnes qui aiment les jeux de rôles peuvent en profiter pour sortir leurs costumes reliés à ce thème!

Au lieu de lui demander : « Est-ce que tu aimes ça? » ce qui vous amènera une réponse presque toujours positive, nous vous proposons plutôt de lui demander: « Combien donnerais-tu sur une échelle de 1 à 10 pour cette technique? » 1 représentant à peu près aucun effet et 10 étant exceptionnel. Profitez-en pour varier les paramètres. Il est important de noter qu'une même technique peut passer du 1 au 10 en modifiant le degré de la pression exercée, en utilisant un rythme différent ou en modifiant un des paramètres mentionnés plus haut. Vous pouvez ainsi avoir une idée beaucoup plus précise de ce qui lui plaît et lui déplaît. Vous pouvez effectuer ce petit jeu pendant une dizaine de minutes pendant les préliminaires. Cela vous permettra d'établir un moyen de communication amusant et excitant. Il est fort possible que cette voie de communication puisse être transférée à d'autres sphères de votre relation.

Vous pouvez aussi le questionner. Soyez très spécifique dans vos questions. Demandez-lui s'il aime des mouvements précis. Par exemple, « Aimes-tu quand je penche ton pénis qui est en érection? » Vous pouvez ainsi obtenir beaucoup d'informations pertinentes.

Ne vous découragez pas si, au début, votre partenaire vous donne des résultats qui ne dépassent jamais 5 ou 6 même avec toutes les techniques de ce livre. Vous avez besoin d'expérimenter les techniques et vous pourrez apporter les ajustements nécessaires en variant la durée et le type de pression par exemple. Au départ, il pourrait ne pas apprécier une technique, mais parce que vous variez le rythme ou la pression, cela pourrait devenir sa technique préférée. Vous devez aussi savoir s'il aime des caresses plus rapides, plus lentes, plus douces ou plus fermes et à quel moment.

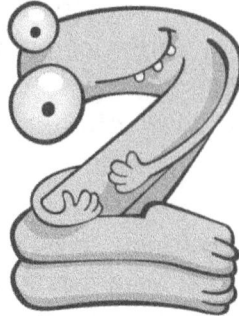

Demandez-lui de vous le montrer!

Puisqu'une image vaut mille mots, rien de mieux qu'une bonne démonstration pour vous aider à saisir précisément ce qui lui plaît. Demandez-lui de se masturber devant vous. Certains hommes pourraient être réticents. En effet, c'est une activité très intime. Incitez-le à le faire, quitte à ce que vous le fassiez en même temps, car vous gagnerez du temps en sachant exactement la vitesse qu'il utilise, les techniques qu'il préfère, les endroits où il aime se caresser en même temps. A-t-il d'autres façons de le faire? Si c'est le cas, qu'il vous les montre. Profitez-en pour prendre des notes mentales! Voici ce qui est important d'observer :

- À quel endroit tient-il son pénis avec sa main?

- Quel type de pression exerce-t-il?

- Où place-t-il son pouce? Où sont ses autres doigts?

- Quelles parties de la main sont en contact avec le pénis?

- À quelle vitesse bouge-t-il la main?

- Jusqu'où va sa main en haut? En bas?

- Fait-il parfois des arrêts, des pauses? Si c'est le cas, de quelle durée?

- Que fait-il avec l'autre main?

- Est-ce qu'il change de rythme?

- Dans quelle position se caresse-t-il?

Lisez ce livre avec lui

Si vous vous sentez à l'aise, vous pouvez montrer ce livre à votre partenaire en lui demandant de choisir des techniques qu'il aurait le goût d'expérimenter avec vous. Vous devriez voir apparaître sur son visage un large sourire comme celui qu'aurait un enfant en entrant dans une confiserie. Votre partenaire se sentira privilégié que vous preniez la peine de vous informer à ce sujet et il anticipera les moments de plaisir passés entre vos mains.

Le volcan : éruption imminente

Lorsqu'ils font l'amour ou se masturbent, beaucoup d'hommes ont l'éjaculation comme principal objectif. Celle-ci peut arriver très rapidement en quelques minutes ou même en quelques secondes.

Apprenez-lui que l'important, parfois, n'est pas le résultat mais le chemin parcouru pour y arriver.

La meilleure façon pour lui de comprendre ce concept est d'adopter une pratique sexuelle qui consiste à l'amener au bord de l'orgasme sans le déclencher. Ce moyen, qu'on appelle en anglais « *edging* », a des éléments en commun avec une pratique indienne qui se nomme le tantrisme. Le tantrisme a pour but d'expérimenter un plaisir sexuel profond et une sublimation spirituelle en repoussant le plus possible l'orgasme. En bref, cela implique de stimuler les organes génitaux afin d'amener le partenaire au bord de l'orgasme, puis d'arrêter afin de prévenir l'éjaculation, soit en arrêtant la stimulation ou en serrant fermement le pénis à ce moment-là. Il est possible d'atteindre des états seconds en expérimentant cette pratique pour une heure ou plus.

Que devez-vous faire lorsque vous sentez que votre partenaire est sur le point de jouir? Cela dépend du temps et de l'énergie dont vous disposez. La plupart des gens laissent l'orgasme se produire. Afin d'augmenter le plaisir de votre partenaire, nous vous proposons de ne pas le laisser jouir tout de suite!

Dans le but de mieux maîtriser la situation, vous devez bien connaître les signes qui permettent de déduire que votre partenaire est au bord de l'orgasme. Voici quelques points qui peuvent vous aider :

- Sa respiration s'accélère.

- S'il se masturbe, son rythme peut varier. Certains hommes ralentissent juste avant d'éjaculer alors que d'autres augmentent leur rythme.

- Son corps se tend.

- Son scrotum se contracte.

- Ses orteils se recroquevillent.

- Ses yeux se ferment ou le battement de ses yeux accélère.

- Il fait des grimaces.

- Il grogne ou effectue des sons gutturaux.

Il peut arriver que certains hommes n'effectuent aucun de ces signes annonciateurs. Si c'est le cas, vous devrez demander à votre partenaire de vous dire lorsqu'il est au bord de l'orgasme.

Ensuite?

Bonne question! Cela dépend si vous voulez qu'il éjacule ou si vous désirez prolonger son plaisir. Si vous choisissez de le maintenir au bord de l'orgasme :

☞ Arrêtez de le stimuler et empêchez-le de se stimuler lui-même pendant 15 à 60 secondes. Puis, recommencez à le stimuler jusqu'à ce qu'il se trouve au bord de l'orgasme à nouveau.

☞ Serrez le pénis en l'entourant avec votre main. Cela empêche l'éjaculation chez certains hommes. Par contre, évitez de serrer trop fortement...

☞ Soufflez fortement sur le pénis. C'est un tour de magie qui fonctionne pour certains hommes.

Répétez jusqu'à ce qu'il vous supplie de le laisser éjaculer ou que le temps dont vous disposez soit écoulé.

L'orgasme

Si votre partenaire est au bord de l'orgasme et que vous voulez qu'il l'atteigne, voici quelques informations importantes à vous rappeler :

☞ N'arrêtez pas! Ne changez pas les mouvements que vous effectuez, à moins qu'il ne vous le demande. Conservez les mêmes mouvements, le même type de pression et le même rythme. Continuez durant l'éjaculation et même jusqu'à 15 à 30 secondes après. Arrêter ou changer de mouvement trop tôt durant l'orgasme peut faire en sorte de le priver d'une partie de ce moment si agréable. Ce serait vraiment dommage! Certains hommes préfèrent un changement de rythme mais seulement eux sauront exactement ce qu'ils désirent. Si votre homme prend la situation en mains en caressant lui-même son pénis, c'est normal. Il veut une fin parfaite et sait exactement comment l'atteindre.

☞ Quelques secondes après l'éjaculation, le pénis peut devenir hypersensible au toucher. Si vous continuez à le caresser, cela peut devenir désagréable pour votre partenaire.

☞ Si vous aviez un doigt inséré dans son anus, sortez-le doucement et délicatement quelques secondes à peine après l'orgasme.

Ce précieux moment après l'orgasme...

Jusqu'à présent, vous avez passé beaucoup de temps à explorer son anatomie. Vous avez préparé un répertoire de techniques sexuelles intenses pour lui. Vous avez passé en revue les pièges à éviter. Vous voulez lui faire vivre une soirée torride et inoubliable. Le moment arrive. Vous utilisez toute la magie que vos doigts peuvent produire sur lui. Il gémit de plaisir, vous suppliant de ne pas vous arrêter. Il est totalement sous votre contrôle. À un certain moment, il ne peut plus se retenir plus longtemps et il connaît un orgasme éblouissant. Et puis ... il se tourne sur le côté et tombe endormi. Ou bien, il se lève, il vous dit qu'il doit partir, il envoie un texto de son portable ou il fait une razzia dans le frigo.

Vous vous attendiez à plus! Soit à un orgasme pour vous aussi ou juste à un peu d'appréciation, d'un moment de reconnaissance, à des câlins ou à une petite discussion intime sur l'oreiller... Qu'est-il arrivé?

Même s'il est vrai que certains hommes ne s'intéressent qu'à leur propre plaisir, une partie de la réponse est enracinée quelque part dans la biologie évolutionniste. Bien que nous ne soyons pas ici pour investiguer cette avenue en détail, vous avez besoin de savoir que vous ne devriez pas vous sentir mal, ou du moins pas totalement. C'est tout simplement ce que beaucoup d'hommes ont le réflexe de faire à la suite des changements hormonaux et neurochimiques qui se produisent dans leur corps après l'orgasme.

Le comportement d'un homme après l'orgasme peut être modifié grâce à la communication et à la négociation. Certains hommes ne changeront jamais. Espérons que ce ne sera pas le cas pour le vôtre. Avec l'âge, beaucoup d'hommes deviennent des amants plus prévenants. Si vous ne pouvez pas obtenir la réaction que vous souhaitez maintenant, n'ayez crainte car, dans la plupart des cas, le temps est de votre côté.

Les conditions gagnantes

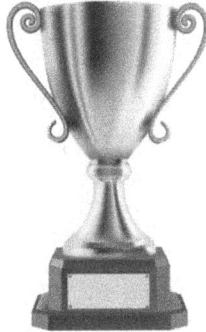

1. Travaillez avec un pénis en érection

La majorité de nos techniques fonctionnent mieux lorsque votre partenaire est en érection. Dans le cas inverse, le plaisir est nettement moindre.

2. Effectuez une multitâche

Effectuez les techniques proposées en stimulant en même temps d'autres zones érogènes en utilisant, par exemple, votre autre main, votre bouche ou toute autre partie de votre corps. Au début, réaliser deux actions différentes en même temps peut s'avérer un défi, mais cela deviendra plus facile par la suite.

3. Amenez de la variété

La variété met du piquant dans votre vie. C'est encore plus vrai pour les caresses manuelles. Chaque technique peut être effectuée dans une infinité de variations. En effet, en variant un seul des paramètres (soit la vitesse, le rythme, la pression, etc.) votre partenaire ressentira de nouvelles sensations.

Répéter systématiquement les mêmes techniques sur un homme peut devenir monotone. D'un autre côté, le fait que vous soyez capable d'effectuer trois, quatre ou cinq techniques différentes sur chacune de ses zones érogènes est comparable à l'amener à un buffet où l'on peut manger à volonté. Stimuler certaines zones en permettant à d'autres de se reposer et permettre ainsi aux terminaisons nerveuses de se recharger peut être un de vos plus puissants secrets. Mais ne changez pas trop rapidement de technique, laissez-le apprécier chacune d'elles pour un petit moment!

Pas d'ennui à l'horizon! Votre homme croira plutôt que vous possédez une gamme infinie de techniques et s'en réjouira d'autant plus!

4. Découvrez ce qu'il aime

Vous découvrirez bientôt les techniques et manœuvres qu'il préfère. Vous pouvez insister davantage sur celles-ci afin de l'amener au bord de l'orgasme.

5. Faites preuve de dextérité!

Effectuez des mouvements stables et empreints de délicatesse. Évitez les mouvements brusques au début, même si ceux-ci peuvent être excitants plus tard dans la session. Ajoutez des mouvements tels que frotter votre corps contre le sien, embrasser sa nuque, grignoter ses mamelons, caresser l'intérieur de ses cuisses… Évitez les tempos chaotiques tel que caresser son pénis trop rapidement, puis trop lentement, car cela peut être désagréable. Si vous voulez ralentir le rythme sur une partie du corps, laissez reposer cette partie pendant quelques minutes, puis revenez par la suite pour continuer les caresses. Dirigez une symphonie pas une cacophonie!

6. Ayez un plan

Amenez-le au bord de l'orgasme et gardez-le dans cette zone sans qu'il parvienne à l'éjaculation à moins que vous ayez décidé que c'était le bon moment. Atteindre le nirvana est aussi simple que cela pour lui!

7. Rappelez-vous : « le bon endroit fait loi! »

Il est important de comprendre comment chaque zone érogène répond aux différents modes de stimulation. Puisque toutes les zones érogènes sont reliées entre elles, nous vous recommandons vivement, si ce n'est déjà fait, de lire la section sur l'anatomie afin que vous puissiez effectuer les différentes techniques avec efficacité.

8. Ajustez-vous à son anatomie

Il est toujours préférable de modifier les techniques en fonction de son anatomie. La présence ou l'absence de prépuce, par exemple, devrait guider votre façon de caresser son pénis. De plus, si son pénis est plus petit ou plus grand que la moyenne, il vous faudra apporter les modifications appropriées.

9. Visez la globalité

Veuillez noter que les techniques et manœuvres qui sont proposées concernent principalement les parties génitales de l'homme. Cela ne veut pas dire qu'il faut ignorer le reste de son corps. Au contraire, n'oubliez pas de le caresser partout!

10. Pratiquez, encore et encore!

Vous souvenir des différents mouvements, des pressions et des rythmes que chacune de ses zones érogènes préfère peut ne pas être facile au départ. Ce qui est vrai dans les sports et autres activités est aussi vrai pour cet art érotique : vous aurez besoin de pratique afin de devenir plus habile et que vos gestes deviennent spontanés. Après un certain temps, vous serez capable d'effectuer une multitâche sans vous mélanger dans les rythmes, les types de pressions et le déroulement des techniques.

Gérer les attentes afin de les dépasser

Voici quelques faits pour vous orienter vers de bons résultats :

Les attentes face à la maîtrise de son art

Maîtriser les techniques présentées dans ce livre peut demander du temps. Ne vous attendez pas à réussir du premier coup. L'apprentissage de tout art demande du temps et de la pratique. Ne vous découragez pas si votre homme n'est pas en extase dès la première, la seconde ou la troisième caresse. Il peut même arriver de vous sentir inefficace. C'est normal: vous osez quitter votre zone de confort.

Rappelez-vous que votre homme a des années de pratique! Malgré cet avantage, peu d'hommes connaissent vraiment leur corps. Ils ont probablement un répertoire restreint en ce qui concerne les caresses qu'ils se font lorsqu'ils se masturbent. La durée moyenne d'une masturbation masculine est de moins de 5 minutes!

Il est important de vous confier un petit secret : votre homme n'a pas suivi de cours ou assisté à une formation sur l'art de se caresser, il est autodidacte. Nous vous assurons qu'il y a des techniques qu'il n'a jamais savourées, des mouvements qu'il n'a jamais expérimentés auparavant. À vous l'honneur de les lui faire découvrir grâce aux précieuses informations contenues dans ce livre! Pas besoin de pouvoirs magiques : vous pourrez bientôt le contrôler grâce à votre nouveau talent!

☝ Chaque homme est différent

Chacun est unique et c'est justement là que réside la beauté des choses. Votre homme a des goûts et des dégoûts, des qualités, des sensibilités et des traits physiques qui sont différents des autres. Il n'est donc pas surprenant que chaque homme réagisse différemment aux sensations générées par les différentes techniques mentionnées. Cela est particulièrement vrai en ce qui concerne tout ce qui excite un homme et le maintient excité. Votre tâche sera de découvrir son unicité!

☝ Chaque partie réagit d'une façon différente

Chaque partie de l'homme réagit d'une façon différente aux caresses, que ce soit relié au type de pression, au rythme ou à tout autre paramètre. Vous devez découvrir quelles sont ses zones érogènes préférées et comment il aime qu'elles soient touchées.

☝ Ses réactions physiques ne sont pas seulement déterminées par votre présence et ce que vous lui faites

Une vaste gamme de facteurs influence la façon dont chacun de nous réagit à une stimulation sexuelle, que ceux-ci soient physiques, psychologiques ou émotionnels.

Facteurs de réponse sexuelle

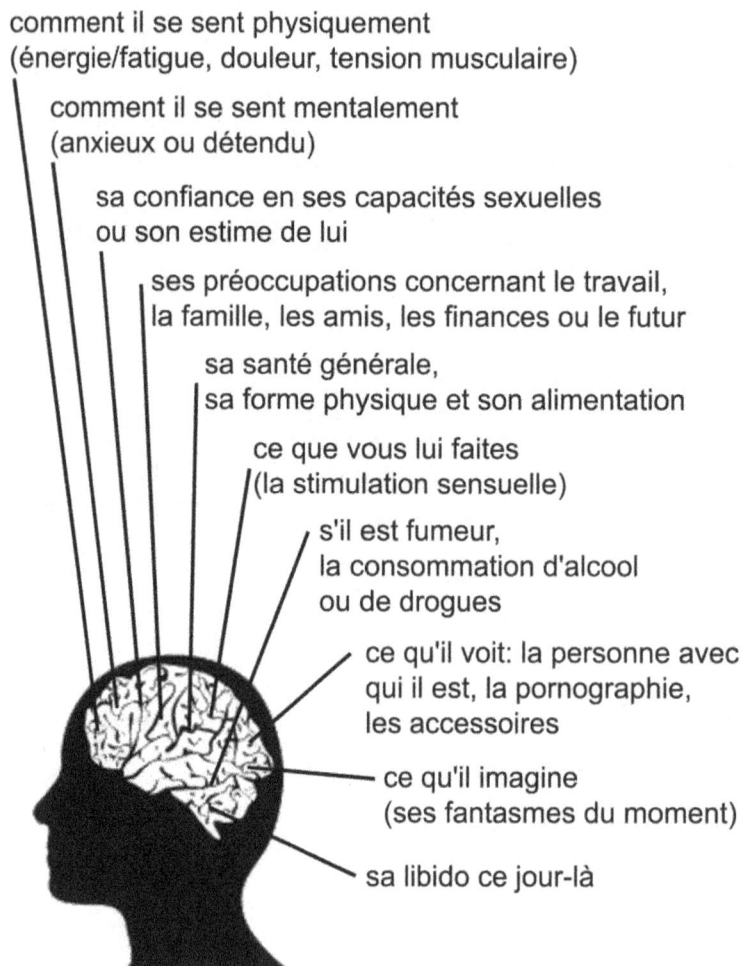

comment il se sent physiquement
(énergie/fatigue, douleur, tension musculaire)

comment il se sent mentalement
(anxieux ou détendu)

sa confiance en ses capacités sexuelles
ou son estime de lui

ses préoccupations concernant le travail,
la famille, les amis, les finances ou le futur

sa santé générale,
sa forme physique et son alimentation

ce que vous lui faites
(la stimulation sensuelle)

s'il est fumeur,
la consommation d'alcool
ou de drogues

ce qu'il voit: la personne avec
qui il est, la pornographie,
les accessoires

ce qu'il imagine
(ses fantasmes du moment)

sa libido ce jour-là

Par conséquent, si vous n'atteignez pas le résultat escompté, il est possible que vous ayez besoin de plus de pratique ou plus de rétroaction de sa part. Par contre, il est possible aussi que des facteurs extérieurs entrent en conflit. Certains dépendent de vous mais comme l'illustre le tableau précédent, d'autres sont hors de votre contrôle. La même technique utilisée sur le même homme à deux moments différents n'aura pas le même effet, c'est différent à chaque fois.

Les faux pas

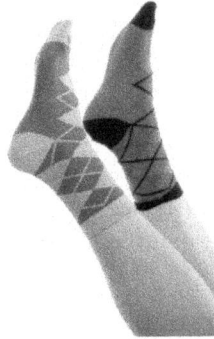

Vous pouvez bien connaître les zones érogènes de votre partenaire et maitriser certaines techniques présentées dans ce livre, mais il peut malgré tout vivre une expérience décevante sans que vous le sachiez (car il ne vous le dira pas!). Voici, en rappel, les principaux écueils à éviter:

⚠ Des mains rudes, sèches ou calleuses

Il est possible que vous ne vous rendiez pas compte que vos mains soient rudes, mais pour un pénis sensible qui a passé la majorité de sa vie protégé par un prépuce ou des vêtements, celles-ci peuvent s'apparenter à du papier abrasif. La solution rapide est d'adoucir vos mains en employant un lubrifiant. À long terme, utilisez régulièrement une crème pour les mains.

⚠ Les bagues

Elles peuvent érafler et pincer la peau. Enlevez-les si possible.

⚠ Les ongles

Nous n'insisterons jamais assez : les ongles peuvent érafler, en particulier le rectum. Si vos ongles sont longs, agissez avec prudence!

⚠ Trop vite, trop tôt

Commencer avec des mouvements rapides dès le début d'une séance vous prive tous les deux de l'excitation qui vient de la gradation des sensations érotiques. Gardez les mouvements intenses pour la finale.

⚠ Trop fort ou trop doux

Serrer le pénis trop fermement ou ne pas le serrer suffisamment peut rendre l'expérience beaucoup moins agréable.

⚠ La monotonie

Utiliser toujours les mêmes techniques ou les mêmes rythmes créera rapidement de la monotonie pour votre partenaire.

⚠ Des rythmes erratiques

Il est important de varier les mouvements et les techniques. Par contre, trop de variation du rythme sur une courte durée peut être chaotique. Telle une symphonie, maîtriser l'art de caresser manuellement un homme implique des moments d'intensité variable, différentes étapes et le style du donneur et du receveur de caresses. Imaginez comment vous aimeriez qu'on vous caresse.

⚠ Mettre l'accent sur une seule partie

Nous l'avons vu en détails : mettre l'accent sur une seule partie de l'anatomie de votre partenaire peut créer une désensibilisation ou une irritation. Pourquoi se limiter lorsqu'il y a tant à aimer !

⚠ Figer au mauvais moment

Lorsque l'orgasme se produit, il résulte d'une combinaison de vos actions et des siennes. Si vous arrêtez ce que vous êtes en train d'exécuter à ce moment-là, c'est comme si vous laissiez tout tomber. Lorsque vous constatez qu'il est près de l'orgasme, continuez les mouvements que vous effectuez pour au moins une minute, à moins qu'il ne vous demande de faire autre chose.

⚠ Trop parler

Mieux vaut que ce soit nous qui vous le disions que lui, non? Si certaines personnes aiment parler de façon sensuelle, vulgaire ou érotique durant les relations sexuelles, d'autres détestent ça. Vous devez découvrir ses préférences et décider si vous êtes d'accord pour jouer le jeu. Mais une chose est certaine : trop parler peut distraire durant des jeux érotiques et briser la magie liée à l'imaginaire.

LES TECHNIQUES

Voici enfin venu le moment tant attendu : les techniques! Vous possédez maintenant les connaissances nécessaires pour bien les effectuer. Si vous avez des appréhensions à utiliser les techniques de ce livre, nous vous recommandons de les pratiquer d'abord sur un objet rappelant le pénis. Vous pourriez par exemple utiliser un godemiché qui est, à notre avis, la meilleure option, car il présente tous les éléments du pénis et vous permettra d'avoir une idée plus précise de la façon d'y placer vos mains. Si vous ne possédez pas de godemiché, tout autre objet rappelant la forme du pénis pourra être utilisé.

En décrivant les techniques présentées dans ce livre, nous nous sommes souciés d'être le plus précis possible en y intégrant le degré de la pression à effectuer et parfois, la durée de certaines caresses. Veuillez noter que ces indications n'ont pour but que de vous fournir un repère. N'hésitez pas à les adapter, à faire preuve de créativité et de spontanéité!

CARESSER LE PÉNIS

« Je ne sais pas comment caresser un pénis. Je n'ai aucune idée si ce que je fais est agréable ou désagréable. »
M.B.

Nous avons divisé les techniques à effectuer sur le pénis en deux parties : les techniques de base et les techniques avancées. Les techniques de base représentent celles qui sont le plus souvent utilisées lorsque les hommes se masturbent.

S'arranger pour qu'il ait une érection

Une grande inquiétude, autant chez l'homme que chez la femme, est le maintient de l'érection. Plusieurs personnes nous ont exprimé que lorsque leur partenaire a de la difficulté à avoir une érection ou s'il la perd en cours de route, elles se sentent responsables. Ces personnes se disent : « C'est de ma faute. », « Cela ne lui plaît pas! » ou se demandent comment faire pour qu'il retrouve son érection.

Rappelez-vous toujours d'un point important : même s'il n'est pas en érection, l'homme éprouve des sensations très agréables lorsqu'il est caressé sur une partie de ses zones érogènes.

Certains hommes peuvent avoir une érection en regardant un litre de lait. Si c'est le cas du vôtre, prenez un moment pour savourer votre chance. Pour les autres qui ont besoin de plus de temps, de stimulations tactiles et visuelles, voici quelques suggestions :

☝ Ne vous mettez aucune pression. S'il n'arrive pas à avoir une érection, c'est possiblement qu'il n'en a pas très envie ou qu'il est fatigué. Il y a aussi un million d'autres possibilités!

Caressez votre partenaire sans vous concentrer sur le pénis, mettez l'accent sur le reste du corps. Sinon, il peut sentir une pression à avoir une érection et ce stress peut causer l'effet inverse. L'important n'est pas qu'il ait une érection mais que vous partagiez un moment agréable.

Invitez-le à se caresser lui-même. Quelquefois, un homme a simplement besoin de « démarrer l'appareil lui-même ». Par la suite, vous pouvez choisir de reprendre le contrôle de la situation en le laissant se caresser pendant que vous stimulez d'autres zones de son corps. Comme dans plusieurs autres activités, quatre mains valent mieux que deux!

Parfois, le stress et l'anxiété peuvent empêcher d'avoir des érections. Un bain chaud avant la séance est un moyen facile, naturel et agréable de faire fondre les tensions qui sont souvent bloquées dans le corps.

Porter un cockring peut aider à avoir et à maintenir une érection.

Si cela n'est pas contre vos principes, vous pouvez aussi utiliser la pornographie pour favoriser une érection chez l'homme.

De nombreux hommes éprouvent de la difficulté à avoir ou à maintenir une érection. Heureusement, il existe sur le marché plusieurs médicaments qui peuvent résoudre ce problème. Il pourra consulter son médecin au besoin.

Manœuvres en caressant le pénis

Une manœuvre est une action que vous pouvez intégrer à toutes les techniques effectuées sur le pénis et qui aura pour effet de rehausser les sensations ressenties par votre partenaire.

☞ **Le face lift :** Lorsque vous tenez le pénis par la base, vous pouvez, à l'aide de votre poignet ou du côté de votre main, déplacer la peau du pénis vers le bas de quelques centimètres. Cela a pour effet, en particulier chez les hommes circoncis, de tendre la peau qui est au niveau du Point doux, multipliant ainsi au maximum sa sensibilité. Par la suite, toucher délicatement le Point doux de votre partenaire avec un doigt de votre main libre sera d'une agréable intensité. Mais attention à deux points :

• Ne déplacez pas trop la peau vers le bas: le mouvement doit être subtil!

• Descendez la peau pendant quelques secondes puis relâchez. Vous pouvez répéter autant de fois que nécessaire, mais sans jamais oublier que les pauses sont aussi importantes que les mouvements eux-mêmes.

☞ **Le presse-pubis:** pendant que vous effectuez une technique sur le pénis, placez votre main libre sur le pubis. Exercez-y une pression allant de douce à moyenne.

☞ **Deux pour le prix d'une** : Lorsqu'une technique peut s'effectuer d'une seule main sur le pénis, utilisez votre autre main afin de tenir sa base. À l'aide de votre poignet, effectuez une légère pression vers le bas sur le scrotum. À l'aide du côté de l'auriculaire de la même main, exercez une pression sur le pubis. Vous ferez ainsi d'une pierre deux coups!

Techniques sur le pénis

Voici maintenant les techniques qui vous permettront de stimuler manuellement le pénis de votre partenaire.

Il existe plus de techniques de masturbation qu'il n'y a d'hommes sur la planète. En effet, chaque homme en utilise plusieurs et les adapte à son plaisir.

Commençons donc par les six techniques de base essentielles à votre répertoire. Beaucoup d'hommes les utilisent, car elles ont prouvé leur efficacité.

Suivront ensuite diverses techniques qui peuvent procurer des sensations agréables au pénis de votre partenaire.

Gardez à l'esprit qu'il est possible que votre partenaire utilise d'autres techniques que celles-ci. Si c'est le cas, n'hésitez pas à nous en faire part!

Technique de base # 1 : Le poing

1. Placez-vous côte à côte avec votre partenaire.

2. Placez votre pouce sur son Point du levier et tous les autres doigts autour de son pénis, comme si vous teniez un parapluie.

3. Montez lentement vos doigts vers le sommet du pénis, jusqu'à ce que votre poing entoure le gland et quitte presque le pénis.

4. Descendez votre main, plus bas que votre position d'origine sans jamais aller plus loin que son niveau de confort.

S'il n'est pas circoncis, son prépuce devrait glisser sur le gland du pénis.

S'il est circoncis, vous arriverez au bout de la flexibilité de la peau vers le gland, à moins que vous n'utilisiez un lubrifiant. Les méthodes du déplacement de la peau et du frottement donnent des résultats différents. Essayez les deux afin de voir celle qu'il préfère.

VARIATIONS

☞ Débutez avec une pression de 1 à 2 sur notre échelle. Vous pouvez augmenter progressivement la pression à 5.

☞ Variez la vitesse et la fréquence de la même façon, soit lentement au début et plus rapidement par la suite selon l'inspiration du moment.

☞ Changez votre point de départ, soit plus bas ou plus haut sur le pénis.

☞ Tournez légèrement votre main lorsqu'elle arrive au bout du pénis.

☞ Changez l'angle du pénis en même temps que vous effectuez cette caresse afin que le pénis pointe plus bas.

☞ Caressez son scrotum ou son périnée en même temps que vous effectuez cette technique.

Technique de base # 2 : Le poing par l'avant

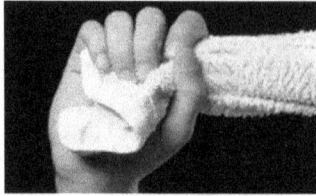

Cette technique ressemble beaucoup à la précédente. La principale différence est que vous vous placez en face de lui, inversant ainsi votre main.

1. Placez-vous face à votre partenaire.

2. Déposez votre pouce sur son Point doux et tous les autres doigts autour de son pénis, comme si vous teniez un parapluie.

3. Montez lentement vos doigts vers le sommet du pénis, jusqu'à ce que votre poing entoure le gland et ait presque quitté le pénis.

4. Descendez votre main, au-delà de votre position d'origine, sans jamais aller plus bas que son niveau de confort.

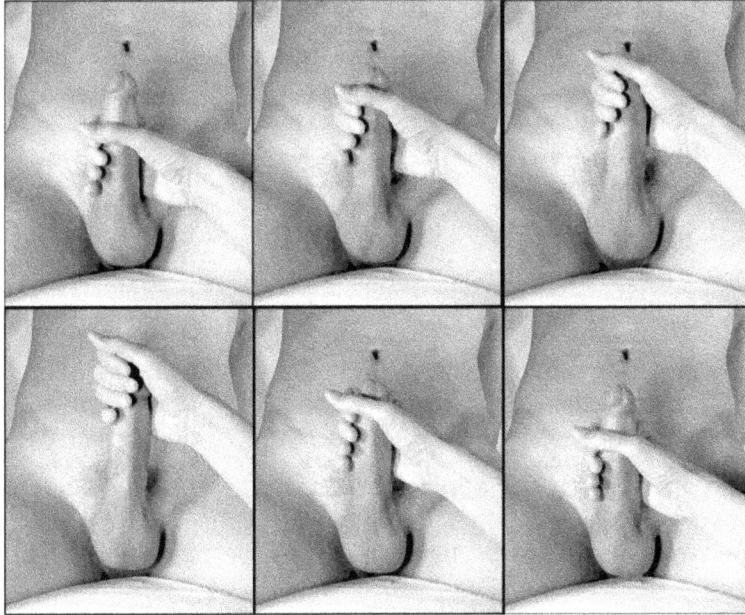

VARIATIONS

Toutes les variations de la technique précédente peuvent être utilisées.

☞ Tenez votre pouce vers le haut (vers le gland) en tout temps, pour qu'il puisse caresser tout le long du Cœur du plaisir.

☞ Effectuez les mêmes étapes précédentes mais en utilisant votre index pour frotter le gland.

Technique de base # 3 : Je t'emmène

1. Placez-vous face à votre partenaire.

2. Déposez votre pouce sur son Point du levier et tous les autres doigts autour de son pénis. Vous devez tenir la moitié de son pénis dans votre main.

3. Retirez lentement votre main et tournez-la en même temps.

S'il n'est pas circoncis, son prépuce devrait glisser sur le gland du pénis.

S'il est circoncis, vous pouvez essayer les méthodes du déplacement de la peau et du frottement afin de voir celle qu'il préfère. Cette technique est très excitante lorsque votre main et son pénis sont bien lubrifiés.

Quand votre main a presque quitté le pénis, inversez le mouvement et retournez au point d'origine, en redescendant sur le pénis et en retournant votre main.

VARIATIONS

☞ Effectuez une pression de 1 à 4 sur notre échelle.

☞ Changez votre point de départ, soit plus bas ou plus haut sur le pénis.

☞ Serrez le gland un peu plus fort quand votre main arrive au bout.

☞ Les variations des techniques précédentes peuvent être intégrées à celle-ci.

Technique de base # 4 : La petite douceur

1. Placez-vous devant ou à côté de votre partenaire.

2. Déposez votre pouce sur son Point de levier et le bout des autres doigts (sauf l'auriculaire) sur le Cœur du plaisir. C'est une prise plutôt légère.

3. Déplacez votre main vers le gland.

4. Replacez votre main à sa position d'origine ou descendez un peu plus bas.

5. Répétez rapidement.

S'il n'est pas circoncis, essayez cette technique avec le prépuce rétracté ou qui recouvre le gland.

S'il est circoncis, cette technique fonctionne mieux avec la méthode du déplacement de la peau.

VARIATIONS

☞ Effectuez une pression de 1 à 4 sur notre échelle.

☞ Au début, allez-y lentement, puis augmentez la vitesse et la fréquence.

Technique de base # 5 : Le virtuose

Pression: 1 au début et 5 à la fin.

1. Installez-vous côte à côte avec votre partenaire.

2. Placez votre pouce sur son Point du levier et votre majeur de l'autre côté juste en-dessous du Point doux. L'index est au-dessus du Point doux mais ne le touche pas.

3. Montez lentement vos doigts vers le sommet du pénis.

S'il n'est pas circoncis, son prépuce devrait glisser sur le gland du pénis.

S'il est circoncis, vous arriverez au bout de la flexibilité de la peau vers le gland, à moins que vous n'utilisiez un lubrifiant.

4. À la fin du mouvement, déplacez votre main vers le bas, soit en ramenant le prépuce à son endroit d'origine ou en glissant le long du pénis.

5. En même temps que vous montez et descendez, utilisez votre index afin qu'il effleure doucement les pistes de ski, le Point taquin ou tout autre endroit du Cœur du plaisir. À mesure que vous progressez dans cette technique, vous pouvez augmenter la pression effectuée par le pouce et le majeur tout en gardant la pression effectuée à l'aide de l'index.

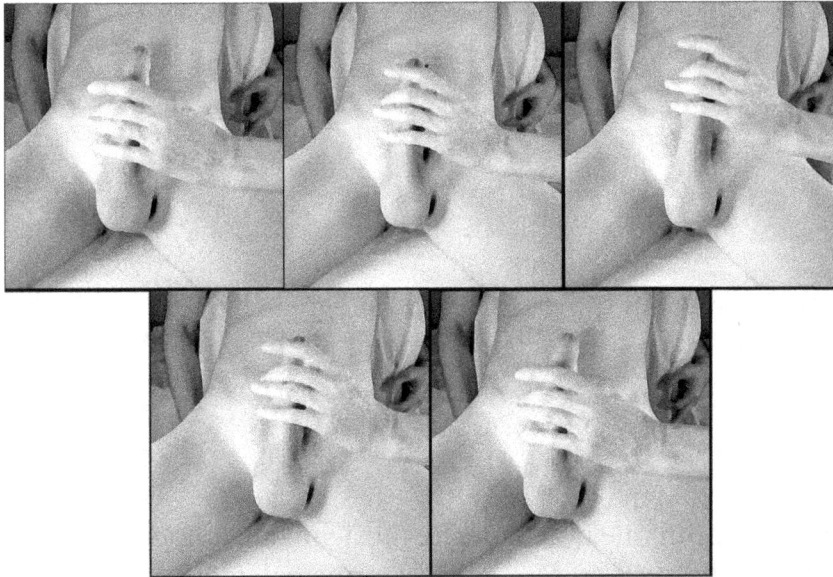

VARIATIONS

☞ Variez la pression effectuée à l'aide du pouce et du majeur ainsi que le rythme de la caresse.

☞ Changez l'angle du pénis en même temps que vous effectuez cette caresse, afin que le pénis pointe loin de son ventre.

☞ Caressez son scrotum ou son périnée en même temps que vous effectuez cette technique.

Technique de base # 6 : Le marteau-piqueur

Comme le marteau-piqueur qui creuse et désintègre le béton, cette technique rapide peut être percutante! Elle est idéale pour amener un homme à l'orgasme!

C'est une technique avec laquelle plusieurs personnes font l'erreur de commencer. Elle devrait être utilisée principalement vers la fin de la session, car la majorité des hommes ne l'apprécieront pas si elle a lieu au début. On pourrait comparer cela à un homme qui commence une relation sexuelle en vous pénétrant et en faisant un va-et-vient rapide sans préliminaires.

1. Installez-vous face à votre partenaire.

2. Placez la paume d'une de vos mains derrière son pénis et encerclez-le afin que le coté de votre pouce touche au Cœur du plaisir.

3. Déplacez rapidement votre main de bas en haut.

VARIATION

☞ Effectuez ce mouvement avec la paume placée en avant du pénis.

🔒 Lorsque vous effectuez cette technique sans lubrifiant sur un homme circoncis, votre pression doit être délicate. Si vous voulez y aller plus intensément, utilisez un lubrifiant.

Super!

Il nous arrive parfois d'être satisfait du comportement de quelqu'un. Lorsque c'est le cas, nous faisons alors un geste spontané avec le pouce. C'est ce mouvement que vous tenterez de reproduire.

1. Installez-vous face à votre partenaire.

2. Placez votre main, lubrifiée ou non, comme si vous alliez donner une poignée de main. Avec les doigts autres que le pouce, entourez délicatement l'arrière du pénis. Faites en sorte que votre pouce soit vis-à-vis le milieu du pénis.

3. Montez et descendez délicatement la main le long du pénis. Idéalement, vous effectuez ce mouvement avec un léger tremblement de la main. Vos doigts ne sont pas obligés de toujours toucher le pénis. Descendez jusqu'à la base du pénis, puis remontez. Vos doigts exercent une pression située entre 2 et 5 sur notre échelle.

4. À l'occasion, caressez le Cœur du plaisir avec le pouce.

5. Lorsque votre pouce touche au gland, vous pouvez en profiter pour serrer délicatement le gland avec toute votre main.

☝ Commencez toujours par une pression légère, puis augmentez-la graduellement.

VARIATION

☞ Effectuez ce même mouvement mais en donnant un angle au pénis, en le descendant légèrement vers le bas à l'aide des doigts de la main.

Le pouce magique

Cette technique est magique parce qu'elle peut susciter des sensations extraordinaires chez votre partenaire.

1. Entourez le pénis avec tous les doigts d'une main sauf le pouce. Votre main peut être lubrifiée ou non. Arrangez-vous pour que votre pouce touche au Point taquin. Les doigts qui entourent le pénis exercent une pression d'environ 4.

2. Gardez votre main en place, sans la bouger, et pressez le Point taquin à l'aide de votre pouce. La pression exercée est située entre 1 et 4 sur notre échelle.

3. Déplacez lentement le pouce de haut en bas, de droite à gauche ou en faisant des petits cercles.

VARIATION

☞ En même temps que vous effectuez les étapes 1 à 3, commencez à éloigner le pénis du ventre.

🔆 Si cette technique est utilisée lorsque l'homme est très excité, il peut arriver qu'une éjaculation survienne rapidement.

L'anneau

Lorsque vous voulez féliciter quelqu'un, il peut vous arriver d'effectuer avec vos doigts un geste qui signifie : « excellent ». Votre pouce et votre index se touchent et forment une sorte d'anneau. C'est le geste que votre partenaire devrait vous faire lorsque vous utiliserez cette technique!

1. Votre pouce et votre index, lubrifiés ou non, forment un anneau.

2. Placez cet anneau autour du pénis en érection, près du gland.

3. Effectuez un mouvement de bas en haut en exerçant une pression située entre 2 à 4 sur notre échelle.

S'il est circoncis et que vous effectuez la technique à sec, exercez moins de pression. Lorsqu'un lubrifiant est utilisé, vous pouvez serrer plus fortement.

VARIATIONS

Ce mouvement peut s'effectuer :

☞ Très délicatement, en effleurant à peine le pénis.

☞ En exerçant une pression un peu plus forte. En général, il est préférable d'exercer moins de pression sur le Cœur du Plaisir qu'ailleurs, mais pas toujours. Essayez et demandez-lui ce qu'il en pense.

☞ En commençant avec l'anneau autour du pénis au niveau du sillon de la couronne, faites rapidement des petits mouvements légers de haut en bas (1 a 2 centimètres), en frappant le sillon à répétition. On l'appelle **l'Anneau en folie**.

☞ Partant de la base du pénis, montez lentement le long du pénis et exercez entre 3 ou 4 resserrements avant d'arriver au gland. La pression exercée devrait se situer entre 2 et 4 sur notre échelle.

Les deux anneaux

1. Lubrifiez ou non vos deux mains.

2. Formez un anneau avec le pouce et l'index de votre main droite. Faites la même chose avec votre main gauche.

3. Descendez un premier anneau le long du pénis puis le second. Les deux anneaux devraient se toucher un par-dessus l'autre et vous devriez voir vos pouces.

4. En vous assurant de toujours voir vos pouces, effectuez des mouvements afin de tourner les anneaux autour du pénis. Un anneau tourne vers la droite alors que l'autre tourne vers la gauche; les deux, en même temps, vers l'extérieur, puis les deux vers l'intérieur. La pression exercée se situe entre 2 et 5 sur notre échelle.

5. En effectuant le mouvement de l'étape 4, montez les anneaux le long du pénis. Arrêtez-vous au sommet puis redescendez.

VARIATIONS

☞ Laissez les deux anneaux sur le gland pendant quelques secondes et effectuez des rotations sur place.

☞ Si la taille du pénis le permet, utilisez les mêmes positions mais en ajoutant si possible le majeur, et si vous avez de la chance, l'annuaire et l'auriculaire. Les déplacements le long du pénis seront plus courts mais l'effet tout aussi exquis!

Le carré coquin

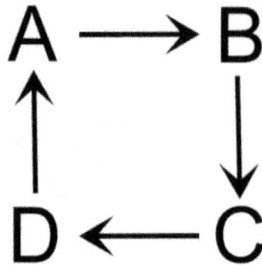

```
A ——→ B
↑       │
│       ↓
D ←—— C
```

Nous appelons cette technique « le carré » car l'anneau, en se déplaçant, va former cette figure géométrique.

1. Placez-vous face à votre partenaire en érection.

2. Formez un anneau à l'aide de votre pouce et de votre index qui sont lubrifiés ou non.

3. Insérez cet anneau autour du pénis quelques millimètres sous le gland de manière à ce que votre pouce et votre index touchent à l'arrière du pénis.

4. À l'aide de l'anneau, exercez une pression sur le pénis autour de 3 sur notre échelle.

5. Effectuez une rotation de 90 degrés vers la droite. Il y a déplacement de la peau du pénis sous vos doigts.

6. En gardant toujours la même pression, descendez d'environ deux centimètres.

7. Effectuez une rotation de 90 degrés vers la gauche.

8. Remontez pour que l'anneau se retrouve à la position de départ.

9. Recommencez les étapes 5 à 8.

VARIATIONS

☞ Effectuez les déplacements de l'anneau avec des mouvements secs, très « carrés ». Les étapes 5 à 8 sont réalisées avec des lignes très droites et un léger temps d'arrêt entre les étapes, soit à peine une seconde.

☞ En même temps que vous effectuez cette technique, descendez délicatement le scrotum.

Faire briller le pommeau d'or

1. Lubrifiez une de vos mains.

2. Entourez le gland avec la main lubrifiée.

3. Frottez le gland avec votre main comme si c'était la tête d'un pommeau que vous vouliez faire briller. La pression est située entre 2 et 6 sur notre échelle.

Ⓝ Vous pouvez effectuer la technique avec le prépuce qui recouvre le gland ou descendre le prépuce afin de l'effectuer directement sur le gland.

VARIATIONS

☞ Avec votre autre main, exercez la manœuvre du « face lift » qui consiste à descendre délicatement la peau du pénis vers le scrotum.

☞ De temps à autre, descendez votre main afin de frotter tout le pénis.

Le presse-agrumes

Tel qu'illustré ici, il existe sur le marché un type de presse-agrumes qu'on tient dans la main. Si vous avez déjà utilisé cet objet, vous aurez une bonne idée du mouvement que vous tenterez de reproduire.

1. À l'aide d'une de vos mains, tenez fermement la base du pénis.

2. Placez votre autre main au-dessus du gland comme si vous teniez un demi-citron et que vous vouliez le presser. Cette main peut être lubrifiée ou non.

3. Avec la main qui est au-dessus du gland, effectuez un mouvement de rotation comme lorsqu'on presse un citron et descendez lentement jusqu'à ce que la paume de votre main touche son méat urinaire. Les doigts de cette main caressent le gland et une partie du corps du pénis. La pression est située entre 2 et 5 sur notre échelle.

4. Après quelques secondes, remontez doucement le long du gland tout en tournant les doigts en même temps que vous éloignez votre main.

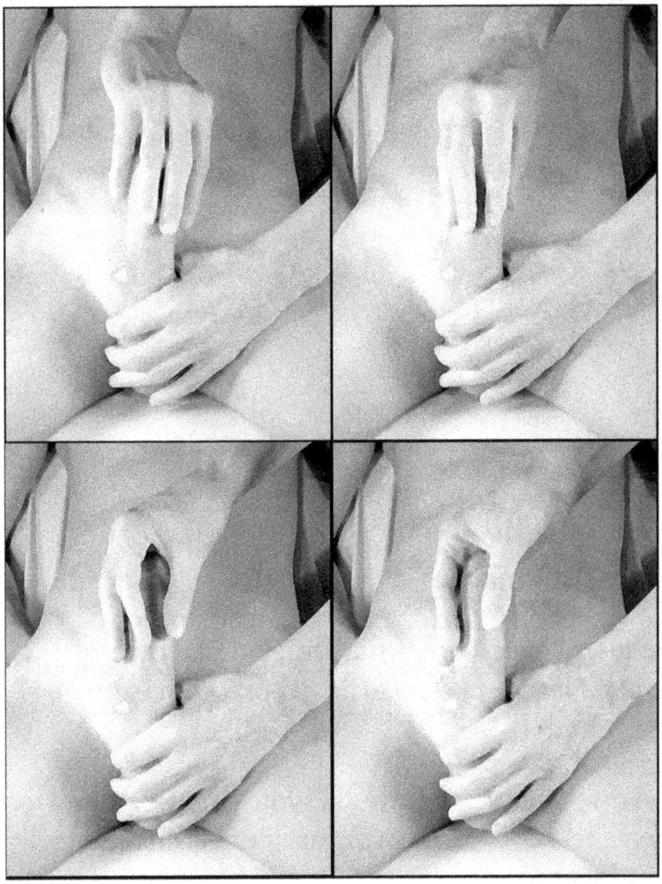

Enlever la capsule

1. Lubrifiez une de vos mains.

2. Entourez le gland avec la main lubrifiée de façon à ce que la paume de votre main touche le Cœur du plaisir. La pression exercée se situe entre 2 et 6.

3. Déplacez votre main comme si vous tentiez de décapsuler une bouteille avec celle-ci. Vous pouvez aussi effectuer le mouvement latéral que vous faites lorsque vous tentez d'ouvrir une bouteille dont la capsule est dévissable.

VARIATION

☞ Placez votre bouche sur le gland comme si c'était le goulot de la bouteille.

Jouer de la flûte

1. Placez-vous côte à côte avec votre partenaire, qui peut être couché ou assis.

2. Lubrifiez ou non votre main.

3. Placez votre pouce sur le Point du levier.

4. Avec le bout des doigts de la même main, touchez l'avant du pénis comme si vous jouiez de la flûte à bec en variant la position des doigts sur le pénis. Vous exercez une pression entre 2 et 6 sur notre échelle.

VARIATIONS

☞ Réalisez la technique à l'aide de vos deux mains.

☞ Déposez les lèvres sur le gland du pénis comme vous le feriez sur une flûte à bec.

Le bouchon de la bouteille de champagne

1. Lubrifiez bien vos deux mains.

2. Placez-vous face à votre partenaire.

3. Avec une main, saisissez la base de son pénis. La tranche de votre main et le côté de votre auriculaire effectuent une pression sur le pubis entre 4 et 6 sur notre échelle. Vous pouvez voir votre pouce qui est devant. Le poignet de cette main effectue une légère pression vers le bas, sur le haut du scrotum.

4. Avec l'autre main, entourez le gland du pénis comme si c'était le bouchon d'une bouteille de champagne.

5. Effectuez le mouvement que vous feriez si vous vouliez extirper le bouchon de la bouteille de champagne mais, évidemment, avec moins de force. La pression se situe entre 5 et 6 sur notre échelle.

VARIATION

☞ Habituellement, lorsqu'on ouvre une bouteille de champagne, on cherche à effectuer une rotation du bouchon à l'intérieur du goulot. Sautez cette étape et en tenant fermement le gland, tirez-le vers le haut sans le mouvement de rotation, un peu comme si vous cherchiez à séparer le gland du reste du pénis.

Sens unique

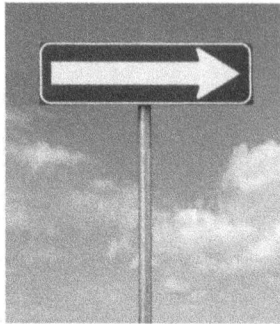

Comme son nom l'indique, cette caresse a pour objectif de toujours effectuer la caresse dans le même sens. Il s'agit d'une technique avec laquelle vous pouvez expérimenter différentes vitesses et différents niveaux de pression afin de découvrir la combinaison la plus agréable pour votre partenaire.

1. Placez-vous face à votre partenaire.

2. Entourez la base du pénis avec une main, lubrifiée ou non.

3. Déplacer cette main le long du pénis vers le gland avec une pression entre 2 et 3 sur notre échelle jusqu'à ce qu'elle ait quitté le gland.

4. Faites une pause de 2 ou 3 secondes.

5. Remettez votre main à la base du pénis.

6. Répétez les étapes précédentes plusieurs fois.

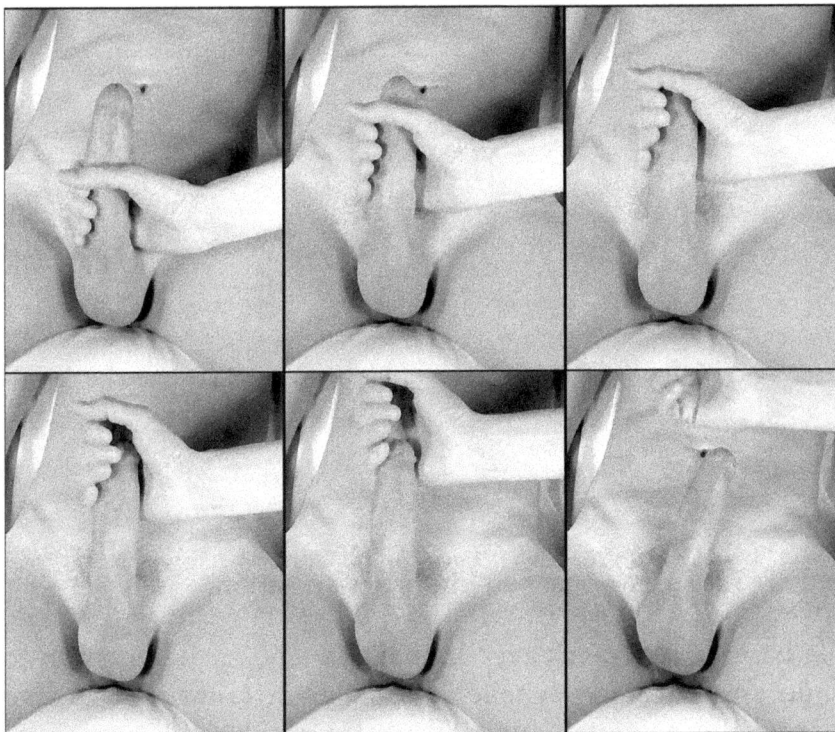

VARIATIONS

👉 Effectuez cette technique en sens inverse : partez au-dessus du gland et descendez vers la base du pénis. Attention! Si votre partenaire n'est pas circoncis, il faut agir avec prudence lorsque vous descendez la main vers le bas, car vous ne devez pas dépasser la limite de rétraction de son prépuce.

👉 Alternez les mains en utilisant une fois la droite, une fois la gauche.

☝ Si la technique est bien réalisée, il est probable que votre partenaire vous suppliera d'effectuer un mouvement de va-et-vient ou qu'il tentera de le provoquer lui-même en bougeant son bassin, car les sensations ressenties deviennent, à un moment, très intenses.

Sortir la dague de son fourreau

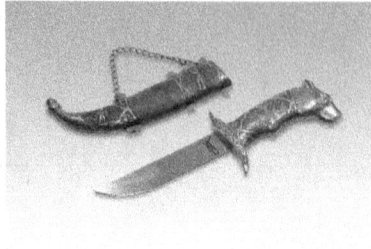

1. Votre partenaire est face à vous, peu importe sa position.

2. Entourez la base de son pénis avec la main gauche en le tenant avec une pression de 3 à 6 sur notre échelle. La tranche de la main ou le côté de l'auriculaire touche le point de rencontre entre le pubis et le pénis.

3. Donnez à votre main droite la même forme que celle de la main gauche, puis insérez-la autour du pénis de manière à ce que votre pouce droit touche à l'index de la main gauche.

4. Avec la main qui se trouve sur le dessus, effectuez un mouvement de bas en haut jusqu'à ce que cette main ait quitté le pénis, comme si vous sortiez une épée de son fourreau. La pression exercée se situe entre 1 et 6.

5. En gardant la main gauche à la base, répétez plusieurs fois l'étape 4 avec l'autre main.

VARIATIONS

☞ Inversez la position de la main qui se trouve sur le dessus. Au lieu d'être vers le bas, le pouce sera vers le haut selon que vous vouliez avoir la paume ou les doigts qui touchent le Cœur du plaisir.

☞ De temps en temps, serrez plus fermement la base du pénis, jusqu'à 6 sur notre échelle. Cela rendra l'érection plus ferme et le mouvement ascendant plus jouissif! De plus, vous pouvez amener toute une gamme de sensations différentes en variant la vitesse et le type de pression effectuée avec la main du haut.

Il va en être fou!

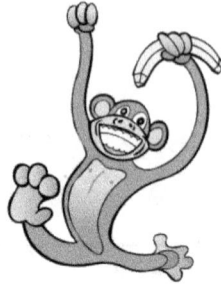

Peut-être vous est-il déjà arrivé d'effectuer ce mouvement rotatif qui signifie que quelqu'un est fou. On place son doigt près de sa tempe et on tourne. C'est le mouvement que vous allez tenter de reproduire lors de cette technique.

1. Installez-vous à côté de votre partenaire.

2. Placez votre pouce derrière le pénis sur le Point du levier. Votre main peut être lubrifiée ou non.

3. Appuyez le majeur et l'annulaire sous le Point doux avec une pression de 2 à 3 sur notre échelle. L'index ne touche pas encore au pénis.

4. À l'aide du pouce et du majeur, effectuez le mouvement que vous feriez près de votre tempe pour indiquer que quelqu'un est fou. La peau du pénis est déplacée par les doigts de haut en bas, mais ils effectuent en même temps un certain mouvement circulaire. Vous remarquerez qu'en faisant cela, votre index percute le devant du gland ainsi que le Point taquin : c'est le but recherché! Votre partenaire en sera fou!

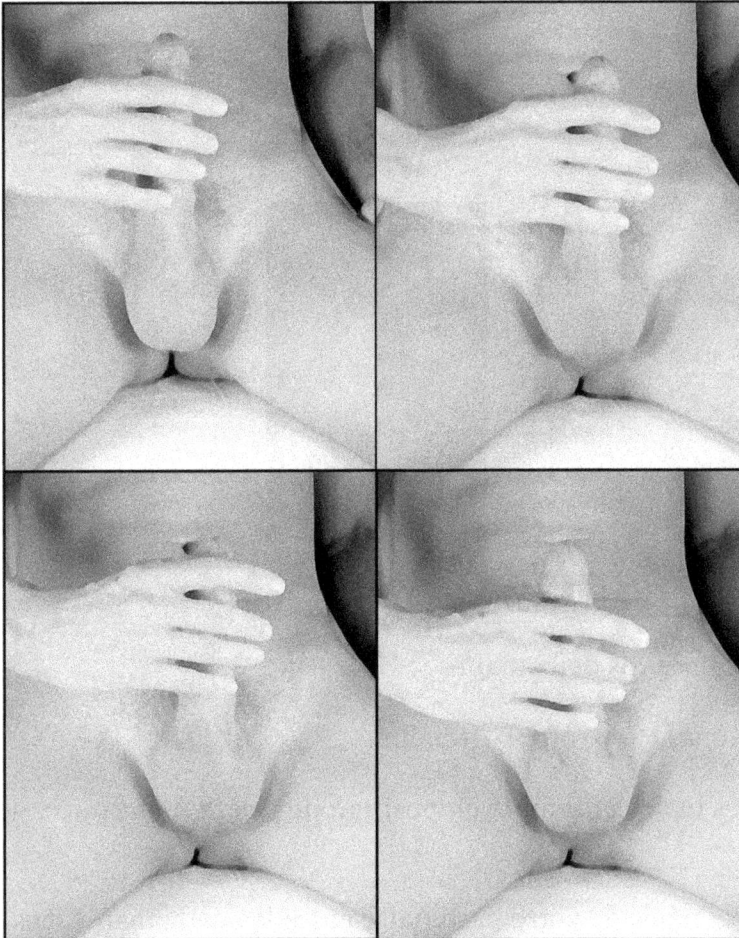

VARIATIONS

☞ Faites en sorte que votre index entre en contact avec le Point taquin, le Point doux ou les pistes de ski.

☞ Placez votre pouce sur le Point du levier et votre index sur le Point doux et exercez une pression d'environ 2 ou 3 sur notre échelle.

Je t'en prie!

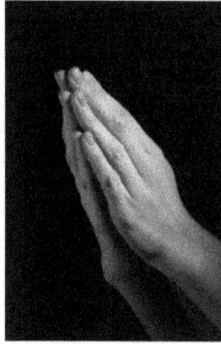

1. Lubrifiez bien vos deux mains.

2. Placez-vous face à votre partenaire.

3. Collez les mains ensemble en position de prière. Vos pouces sont face à vous.

4. Insérez le pénis de votre partenaire entre les deux mains. Les doigts de vos mains et le pénis pointent dans la même direction. La pression exercée par les paumes se situe entre 1 et 4 sur notre échelle.

5. Montez et descendez lentement le long du pénis.

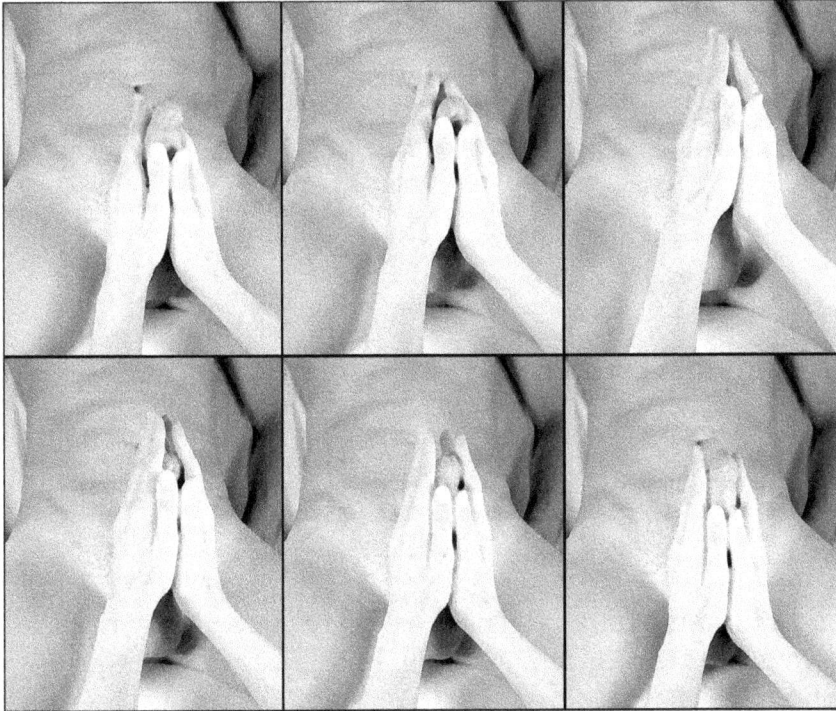

VARIATIONS

☞ Vous pouvez effectuer la même technique mais en écartant légèrement les pouces afin de caresser les côtés du pénis seulement.

☞ Lorsque vos pouces sont à la hauteur du Cœur du plaisir, vous pouvez aussi marquer un arrêt afin que vos pouces caressent cette région. La pression des pouces sera de 1 à 3 sur notre échelle.

Monter la tour et la descendre

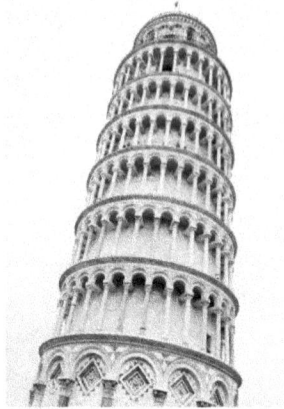

1. Placez-vous face à votre partenaire et ouvrez une de vos mains lubrifiée devant vous afin que votre pouce soit vers le bas et que vous ne voyiez plus votre paume.

2. Refermez délicatement cette main autour du pénis. Les côtés de votre pouce et de votre index touchent le pubis.

3. Montez délicatement votre main le long du pénis.

4. Lorsque votre paume est sur le gland, continuez le mouvement et passez-la par-dessus le gland.

5. Descendez votre main à l'arrière du pénis. La paume de votre main touche l'arrière du pénis. Votre pouce est maintenant sur le devant du pénis et la paume sur l'arrière.

6. Lorsque votre main arrive à la base du pénis, repositionnez-la afin de répéter les étapes précédentes.

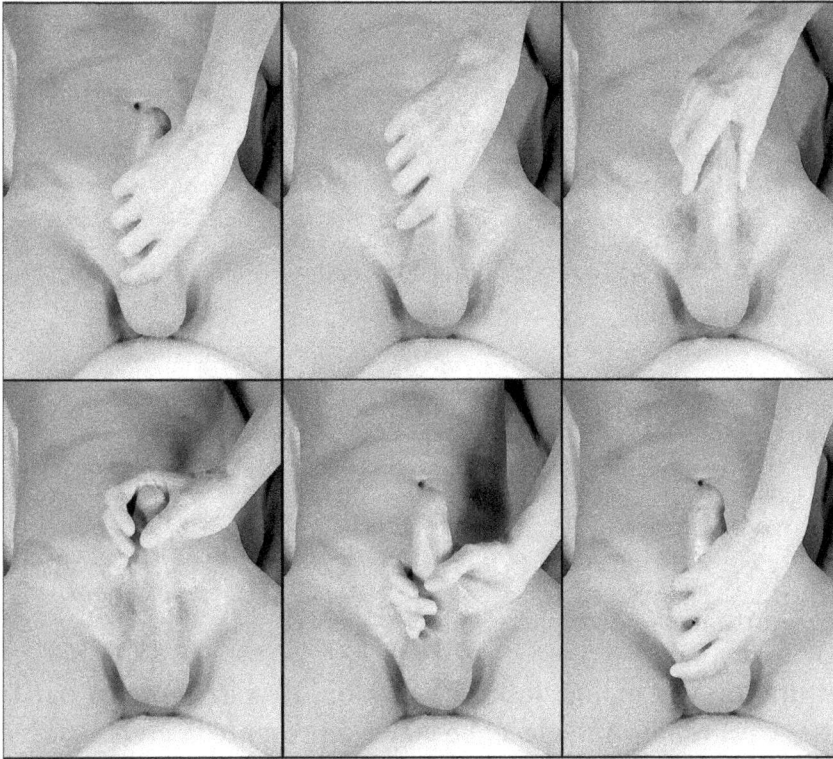

VARIATIONS

☞ Lorsque vous aurez acquis de la fluidité dans cette technique, vous pourrez l'effectuer à l'aide de vos deux mains. À l'étape 6, au lieu de repositionner la main, déposez votre autre main qui sera prête pour effectuer la technique à son tour. La main qui est « en attente » pourra en profiter pour effectuer une légère pression vers le bas sur le scrotum.

☞ Au lieu de repositionner votre main à l'avant (étape 6), remontez votre main à l'arrière du pénis, passez-la sur le gland et redescendez. Vous pouvez effectuer ce mouvement sans marquer de pause.

☞ À l'étape 4, n'amenez pas votre main derrière. Ouvrez plutôt votre main et redescendez-la, la paume caressant l'avant du pénis.

Le cornet de crème glacée

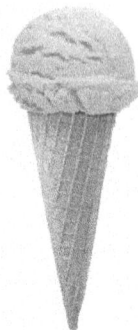

1. Placez-vous face à votre partenaire.

2. Avec une de vos mains, lubrifiée ou non, prenez le pénis par la base comme si vous teniez une glace. Le gland représente la crème glacée.

3. Avec la même main, étirez légèrement la peau du devant du pénis vers le bas. Si votre partenaire n'est pas circoncis, descendez le prépuce autant qu'il peut le supporter.

4. Passez délicatement un doigt, lubrifié ou non, sur le Point taquin.

5. Effectuez cette technique pendant une vingtaine de secondes, puis faites une pause de 10 secondes afin de reposer les terminaisons nerveuses du point taquin. Après la pause, recommencez si désiré.

Pour les personnes qui aiment intégrer la nourriture à leurs ébats, c'est le moment idéal!

VARIATIONS

☞ En plus du Point taquin, passez votre doigt sur les autres parties du Cœur du plaisir ou sur les Pistes de ski.

☞ Explorez toute la gamme de mouvements possibles, allant d'un doigt à toute la paume de la main qui caresse le Point taquin.

☞ Au lieu d'un doigt ou d'une main, utilisez votre langue! Léchez le gland comme s'il s'agissait d'une crème glacée. Léchez aussi parfois le Cœur du plaisir. Au début, procédez par petites lampées puis, poursuivez avec de plus grandes en marquant une pause entre chaque lichette. Durant cette pause, exercez une légère pression supplémentaire à la base du pénis.

Entrelacements

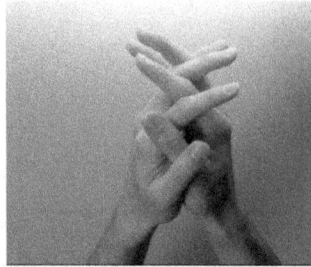

1. Placez-vous face à votre partenaire.

2. Lubrifiez bien vos mains.

3. Entrelacez les doigts de vos deux mains.

4. Placez les doigts entrelacés à l'arrière du pénis. Vos auriculaires touchent le point de rencontre entre le pubis et la base arrière du pénis.

5. Croisez vos pouces l'un sur l'autre. Le pénis se retrouve ainsi encerclé. Effectuez une pression qui peut aller de 2 à 5 sur notre échelle.

6. Montez le long du pénis jusqu'à ce que les paumes de vos mains se retrouvent sur le gland.

7. Descendez le long du pénis.

8. Montez et descendez.

9. Variez le rythme et le type de pression.

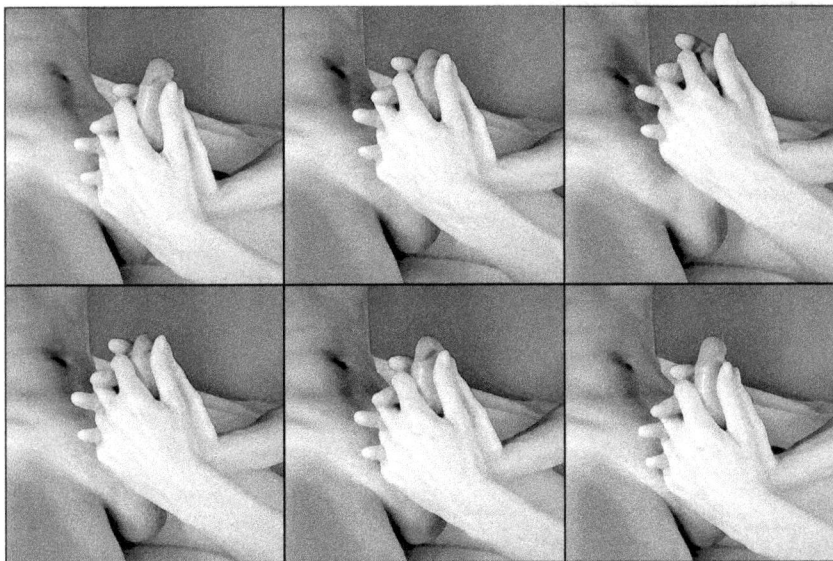

VARIATIONS

☞ Exercez parfois une pression plus forte lorsque vos paumes touchent le gland ou se retrouvent à la base du pénis.

☞ Lorsque les paumes touchent le gland, serrez et relâchez à toutes les secondes. Il s'agira d'un serrement d'environ 6 sur notre échelle.

☞ Placez vos pouces de façon parallèle afin qu'ils caressent les Pistes de ski.

Brasser le philtre d'amour

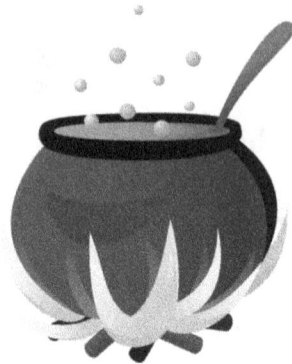

Imaginez que vous êtes une sorcière et que vous brassez un philtre d'amour dans votre marmite. La technique que nous vous proposons ressemble à ce mouvement. Par contre, vous n'aurez pas besoin d'une cuillère en bois : le pénis de votre partenaire sera votre instrument.

1. L'homme doit être en pleine érection et couché sur le dos, ou debout.

2. Avec votre main, lubrifiée ou non, saisissez délicatement son pénis par le gland. Exercez une pression de niveau 2 ou 3.

3. Effectuez des cercles avec le gland comme si vous remuiez la potion.

4. Exécutez quelques cercles dans un sens, puis dans l'autre. Vous pouvez varier l'amplitude du mouvement en vous assurant de ne pas aller trop loin.

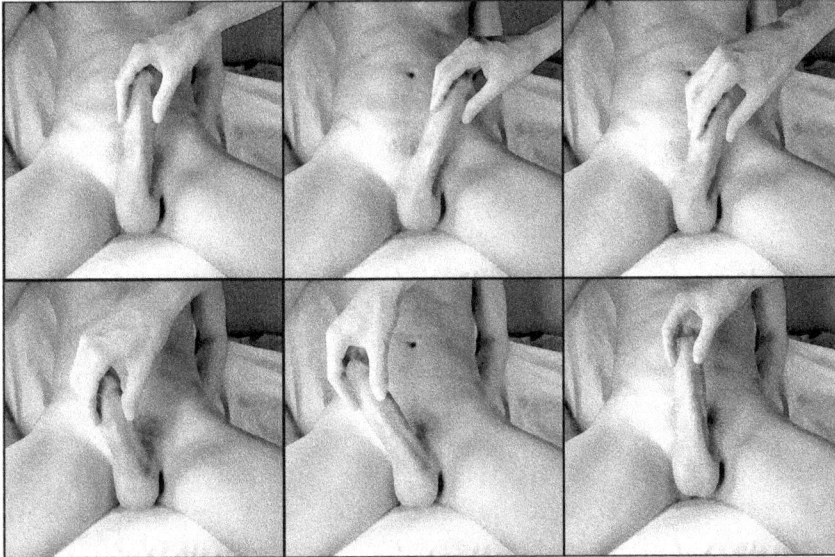

💡 Si vous vous trouvez sous les couvertures au moment où vous effectuez cette caresse, faites que le devant du gland entre en contact avec le drap à l'étape 3.

VARIATION

☞ Tenez le pénis à la hauteur du Cœur du plaisir. Effectuez des rotations moins amples en veillant à ce que le gland de votre partenaire entre en contact avec le tour de vos lèvres en même temps qu'il effectue la rotation. Cela ressemble au mouvement effectué pour appliquer du rouge à lèvres.

Presser la paille

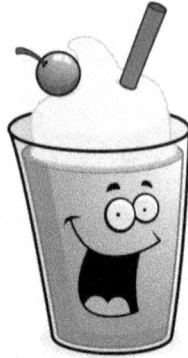

Jusqu'à maintenant, nous vous avons suggéré de ne pas presser trop fortement le pénis. Voici la technique qui constitue l'exception à la règle en utilisant une pression plus forte. Plusieurs hommes, mais pas tous, la trouvent très agréable.

1. À l'aide de votre pouce et de votre index, tenez le pénis en érection de votre partenaire. Votre pouce doit se trouver entre le gland et le Point du levier. Votre index devrait se trouver au centre du Cœur du plaisir. Vous pouvez aussi utiliser votre majeur, que vous placerez à côté de l'index.

2. Pressez pendant quelques secondes son pénis comme si vous vouliez que vos doigts se touchent. Commencez avec des pressions douces et augmentez graduellement la pression jusqu'à ce que vous ayez une idée de l'endroit où se situe la limite entre son plaisir et sa douleur. Certains hommes apprécient une pression allant jusqu'au niveau 6.

3. Relâchez.

4. Répétez l'opération en ayant soin de ne pas frotter ou déplacer son pénis.

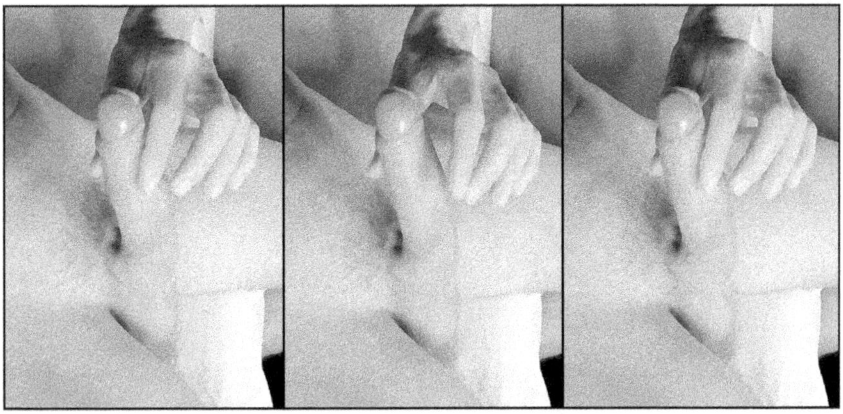

L'éventail

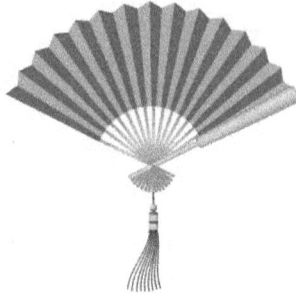

Vous avez peut-être déjà vu des femmes espagnoles frapper leur éventail fermé dans leur main. C'est le mouvement que vous tenterez de reproduire.

1. Placez-vous près de votre partenaire, qui est soit couché sur le dos ou debout.

2. Avec une main, lubrifiée ou non, prenez le pénis par la base en y exerçant une pression autour de 2 ou 3 sur notre échelle.

3. Placez la paume de votre autre main face au Cœur du plaisir.

4. Bougez la main qui tient le pénis de façon à ce que le gland et le Cœur du plaisir viennent percuter la paume de la main. Commencez par des contacts de niveau 3 sur notre échelle de pression et augmentez graduellement la pression pour voir ce qui lui plaît le plus.

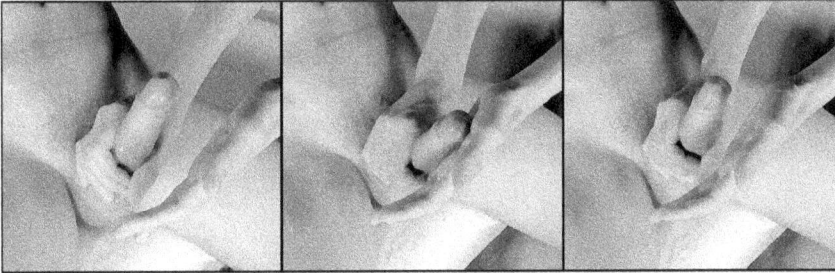

VARIATIONS

☞ À l'étape 4, remplacez votre main par votre langue.

☞ Frottez le pénis dans la paume de votre main, préférablement lubrifiée.

☞ Percutez le pénis contre d'autres surfaces. Utilisez votre créativité!

CARESSER LE SCROTUM

Pour que les techniques qui suivent produisent un plus grand impact sur votre partenaire, il est important d'attendre qu'il soit suffisamment excité. Avant de commencer à caresser son scrotum, assurez-vous qu'il est en pleine érection sinon, vous risquez de perdre votre temps et le sien.

Attention! Les testicules sont TRÈS sensibles à la pression! Il faut agir avec la plus grande délicatesse. Ce ne sont pas les testicules que vous devez chercher à caresser mais le scrotum seulement.

Toutes les techniques présentées dans cette section ont le potentiel de chatouiller votre partenaire. Si c'est le cas, vous pouvez les essayer avec légèrement plus de pression, à pleines mains plutôt qu'avec quelques doigts ou les tenter un peu plus tard dans la séance.

Plaisir infini

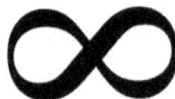

∞

Vous connaissez sûrement le symbole mathématique représentant l'infini qui ressemble à un huit couché sur le côté. C'est ce symbole que vous allez reproduire sur le scrotum de votre partenaire.

1. Peu importe qu'il soit debout, assis ou couché, placez-vous de façon à avoir accès au scrotum de votre partenaire.

2. À l'aide d'un doigt, lubrifié ou non, tracez le symbole de l'infini sur le scrotum en ayant soin d'effectuer un cercle sur chaque testicule. La pression exercée par votre doigt devrait se situer entre 1 et 4 sur notre échelle.

Cette caresse doit être effectuée en même temps qu'il y a stimulation du pénis.

Il est important de noter que cette caresse donne plus de plaisir lorsque le scrotum est bien tendu.

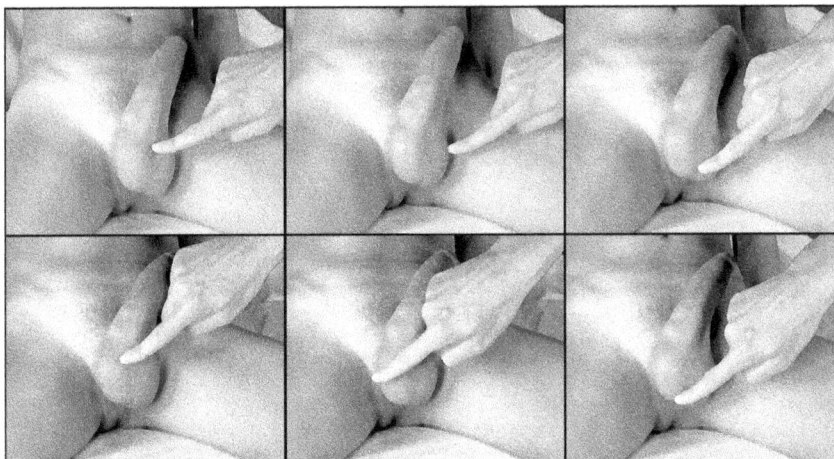

VARIATIONS

☞ Effectuez la technique à l'aide de votre langue.

☞ Réalisez la même technique mais en allant plus loin sur les côtés.

☞ Tracez plusieurs cercles sur un testicule avant de passer à l'autre.

La pieuvre

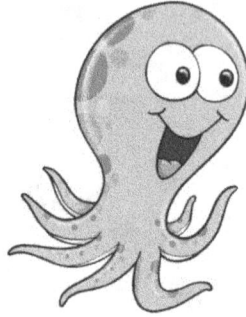

Avec cette technique, votre partenaire pourra vivre l'extase de recevoir plusieurs caresses simultanées.

1. Installez-vous près de votre partenaire, qui peut être couché sur le dos ou debout.

2. Placez votre main devant vous, la paume vers le haut. Votre main peut être lubrifiée ou non.

3. Courbez vos doigts comme si vous teniez un pamplemousse.

4. Placez vos doigts courbés autour du scrotum.

5. Bougez tous les doigts de votre main en tentant de reproduire le mouvement des tentacules d'une pieuvre. Massez délicatement la peau du scrotum avec une pression entre 1 et 2 sur notre échelle.

VARIATIONS

☞ Les mouvements des doigts peuvent être simultanés comme ceux de la méduse.

☞ De temps en temps, faites en sorte que les bouts de vos doigts touchent, en même temps, à la base du scrotum près du périnée.

☞ Ajoutez un mouvement de la main vers le bas, ce qui permettra à vos doigts de toucher toute la longueur du scrotum.

Le sachet de thé

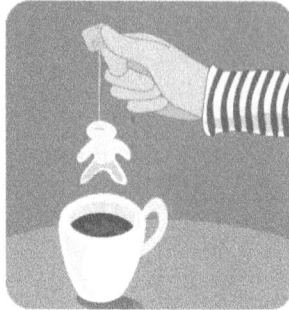

1. Placez-vous près de votre partenaire qui est debout ou couché.

2. À l'aide de votre pouce et de votre index, lubrifiés ou non, encerclez délicatement la partie du scrotum située entre les testicules et le périnée. Les testicules pendront en-dessous. Ne serrez pas trop, soit environ 1 sur notre échelle! Cette technique peut être difficile à effectuer sur les hommes qui, lorsqu'ils sont excités, ont un scrotum très contracté et des testicules rétractés. Si c'est le cas de votre partenaire, effectuez-la lorsqu'il sera moins excité.

3. Tenez la position quelques secondes.

4. Exercez une très légère pression vers le bas, comme si vous vouliez éloigner les testicules du corps pour quelques secondes.

⚠ Ne serrez pas trop fort!

☝ N'oubliez pas que le pénis de votre partenaire doit être stimulé en même temps!

VARIATIONS

☞ Déplacez délicatement le scrotum dans un léger mouvement de pendule.

☞ Caressez le scrotum à l'aide des doigts de votre main libre ou de votre langue.

👓 *Le saviez-vous?*

« Tremper le sachet de thé » est une expression qui est utilisée lorsque qu'une personne insère un testicule ou le scrotum de son partenaire dans sa bouche, comme lorsqu'on trempe un sachet de thé dans une tasse d'eau chaude.

Prenez un numéro

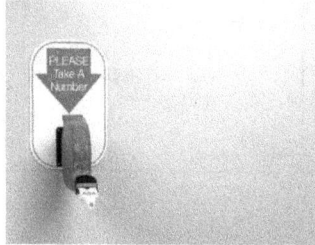

Il vous est sûrement arrivé d'avoir à attendre votre tour dans un commerce et de devoir parfois prendre un numéro dans un distributeur. C'est ce dernier mouvement que vous tenterez de reproduire, mais au lieu d'utiliser l'appareil, vous utiliserez le scrotum de votre compagnon!

1. Placez-vous près de votre partenaire, qui est couché sur le dos ou debout.

2. À l'aide du pouce et de l'index d'une main, prenez délicatement le bas du scrotum entre les deux testicules.

3. Tirez délicatement vers le bas. Le scrotum devrait se déplacer de 1 centimètre au maximum. La pression exercée se situe entre 2 et 4 sur notre échelle.

4. Effectuez une brève pause de quelques secondes.

5. Répétez les étapes 2 à 4.

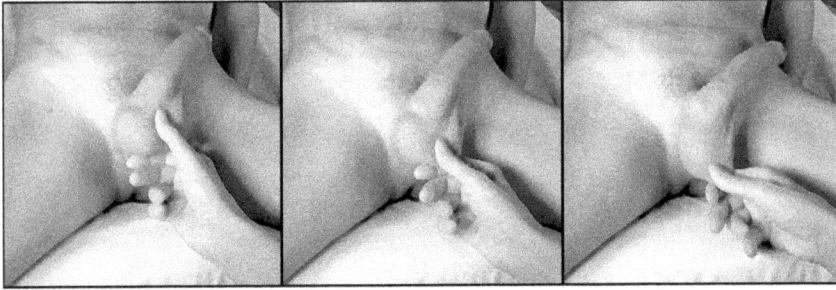

Il est plus facile d'effectuer ce mouvement lorsque les doigts et le scrotum ne sont pas lubrifiés, sinon les doigts ont tendance à glisser.

Comme pour toutes les techniques effectuées sur le scrotum, il est important que le pénis soit stimulé en même temps.

CARESSER LE PÉRINÉE (ET LES PLIS INTERNES DES CUISSES)

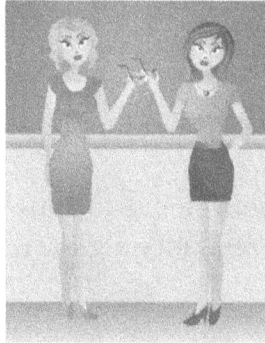

« Qu'est-ce que tu fais cet été? »
« Je vais en voyage dans le Périnée. »

Voici maintenant le temps de vous révéler un des secrets les mieux gardés : les techniques pour caresser le périnée. C'est un endroit qui peut être très excitant pour votre partenaire. De plus, il est probable qu'il n'ait jamais été caressé à cet endroit.

Lorsque vous caressez son périnée, il est possible que cela le chatouille. Il faudra alors y aller graduellement ou bien réessayer une autre fois. Les caresses proposées dans les pages suivantes fonctionnent mieux lorsque l'homme est étendu sur le dos et qu'il a les jambes écartées, car cela facilitera l'accès à son périnée. C'est encore mieux s'il plie les genoux et si vous glissez un oreiller sous son bassin!

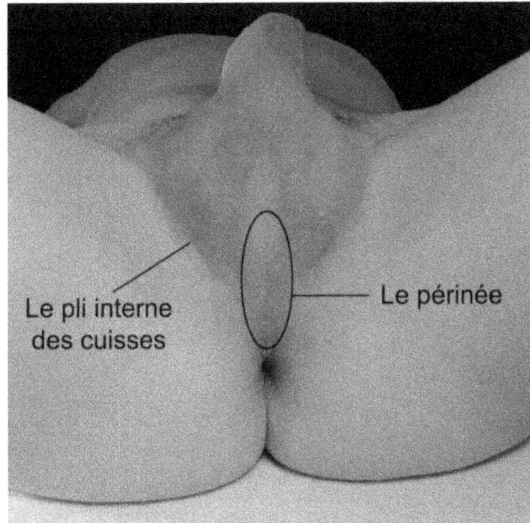

Le pli interne des cuisses — Le périnée

Il est à noter que :

• Les caresses qui suivent peuvent être plus agréables pour lui si son périnée est rasé.

• Il est possible que vous ayez à relever son scrotum afin d'avoir un plein accès au périnée.

• Les techniques qui suivent n'ont un intérêt que si elles sont effectuées en même temps que le pénis est stimulé.

Tenir la boule de quilles

1. Placez-vous près de votre partenaire, qui est soit debout, soit couché sur le dos.

2. Avec une main, lubrifiée ou non, faites comme si vous teniez une boule de quille, sans trous, en la soulevant par en-dessous.

3. En gardant cette position, placez votre main sur le périnée de votre partenaire. Attention de ne pas presser sur ses testicules!

4. Appliquez une pression, de niveau 2 à 5 sur notre échelle, pendant quelques secondes, puis relâchez.

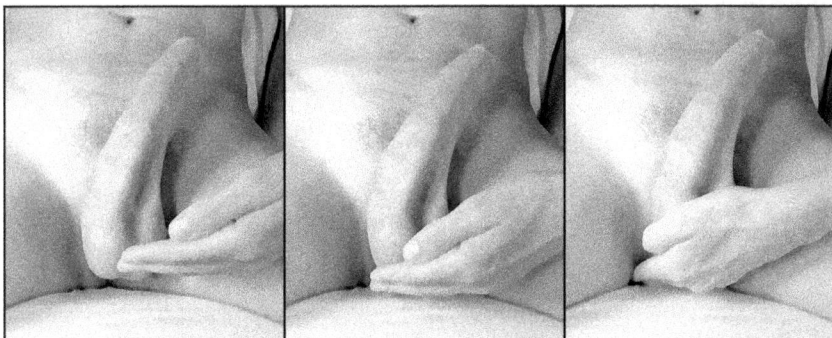

VARIATION

☞ Déplacez votre main de l'avant vers l'arrière de quelques centimètres, en frottant le périnée. Si vous utilisez un lubrifiant, allez-y avec plus de vigueur.

La descente en ski

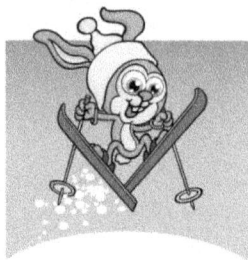

Lorsque quelqu'un descend une montagne en ski alpin, il a le choix entre glisser en ligne droite ou en faisant des zigzags. C'est le mouvement que vous tenterez de reproduire.

1. Votre partenaire est couché sur le dos, les jambes pliées et écartées.

2. Déposez doucement votre index, lubrifié ou non, sur son périnée près du scrotum.

3. Déplacez lentement votre doigt vers l'anus, comme s'il descendait une montagne en skis, en effectuant des zigzags. Exercez une pression entre 1 et 3 sur notre échelle. Prenez votre temps pour descendre la pente. Cette technique amène habituellement plus de plaisir lorsqu'elle est effectuée lentement.

4. Arrêtez le mouvement avant que votre doigt atteigne l'anus.

5. Répétez le mouvement.

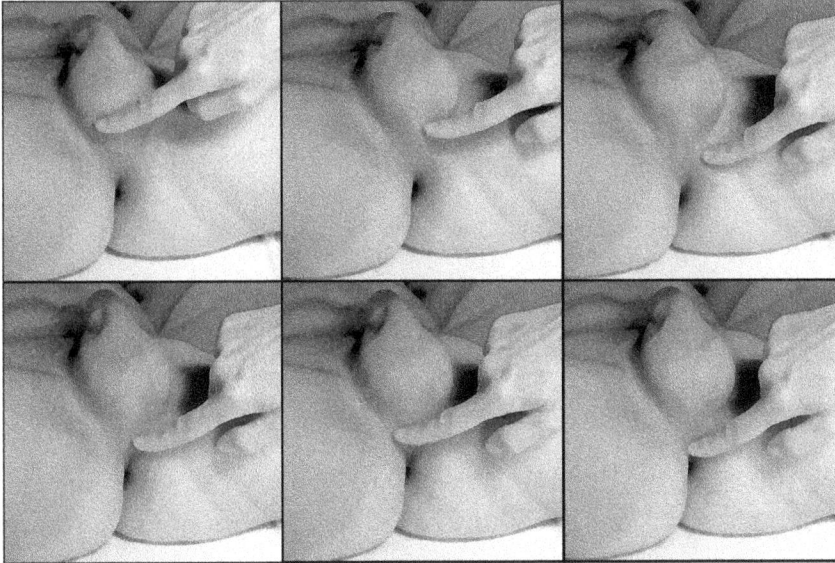

VARIATIONS

☞ Pour ajouter une sensation spectaculaire, effectuez cette caresse à l'aide de votre langue au lieu de votre doigt. Pour éviter de vous retrouver avec une douleur au cou, il est important de vous étendre à plat ventre sur le lit. Vous pouvez aussi glisser un oreiller sous le bassin de votre partenaire afin de favoriser l'accès à la zone visée!

☞ Partez d'en bas et effectuez le même mouvement, en allant vers le haut.

☞ Cette technique peut aussi être effectuée lorsque votre partenaire est debout.

Viens ici!

Il vous est sûrement arrivé de faire signe à quelqu'un de s'approcher de vous. C'est ce mouvement que vous allez reproduire, là où le périnée rejoint le scrotum.

1. Placez-vous de manière à avoir accès au périnée de votre partenaire, qui est debout ou couché.

2. Déposez votre index, sec ou lubrifié, sur le périnée, à environ 3 centimètres du scrotum.

3. Déplacez votre doigt vers le scrotum en exerçant une pression entre 2 et 5 sur notre échelle.

4. Recommencez.

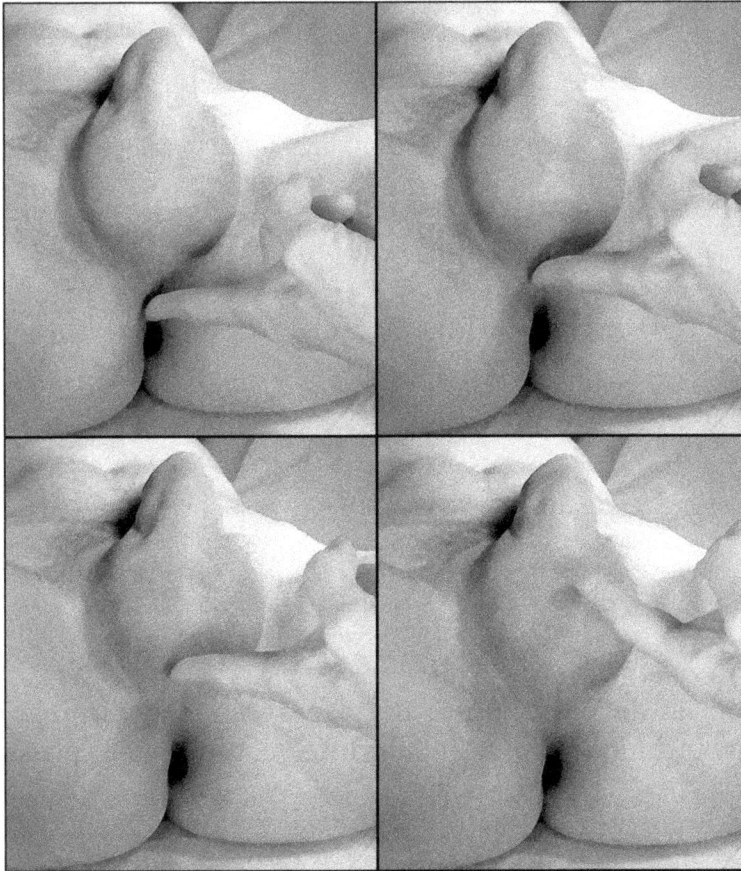

VARIATIONS

☞ Doublez la manœuvre en effectuant ce mouvement à l'aide de l'index et du majeur. Une fois avec l'index, puis une fois avec le majeur, sans arrêt entre les mouvements, en répétant plusieurs fois l'opération. Un beau défi de motricité fine!

☞ Réalisez le mouvement avec tous les doigts, à l'exception du pouce, ceux-ci réalisant le même mouvement en même temps, en position collée ou espacée.

Cayo largo

CAYO LARGO DEL SUR

Playa Paraiso •   • **Playa Linda**

Cayo Largo...Une île de rêve, bordée de plages désertes. Inspirée de ce coin de paradis, voici une technique simple et puissante qui multiplie le plaisir par trois.

1. Alors que le pénis de votre partenaire est stimulé (par vous ou par lui-même), caressez délicatement l'endroit où le pénis entre dans le corps de votre partenaire. Sur la carte de Cayo Largo ci-haut, il s'agirait de l'endroit situé entre Playa Paraiso et Playa Lindamar. Les testicules vous gêneront peut-être l'accès et vous aurez à les écarter pour atteindre la plage de rêve. Si le scrotum est contracté, vous devriez y avoir accès plus facilement.

2. En utilisant 2 doigts, exercez une pression entre 2 et 4 sur notre échelle en effectuant des petits cercles ou des frottements allant de l'avant à l'arrière : vous devriez observer des réactions de plaisir. Ayez soin de presser sur le pénis caché plutôt que sur les testicules.

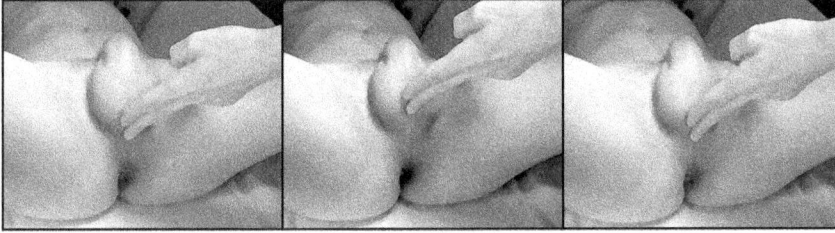

Presser le tube de dentifrice

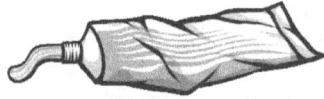

Imaginez un tube de dentifrice très long et irrégulier qui s'étendrait de la base du pénis, derrière le scrotum où il se connecte avec le corps, jusqu'aux frontières de l'anus. C'est l'image à garder en tête pour cette technique éblouissante! En fait, c'est le pénis caché qui traverse le long du périnée qui gonfle lorsqu'il est excité.

1. Pressez délicatement le "tube de dentifrice" de chaque côté. **Important:** pressez-le par les côtés plutôt que directement par le centre, car cette dernière façon peut être désagréable pour certains.

2. Changez d'endroit et exercez une autre pression.

3. Au début, pressez délicatement puis, graduellement, augmentez jusqu'au même type de pression que vous utiliseriez pour presser un tube de dentifrice. La pression peut aller de 2 à 4 sur notre échelle.

⚠️ Certaines parties du périnée sont plus sensibles que d'autres à la pression, en particulier le centre de la zone. Observez bien les réactions de votre partenaire ou recueillez ses commentaires afin d'avoir une idée précise du type de pression et les parties sur lesquelles il apprécie celle-ci.

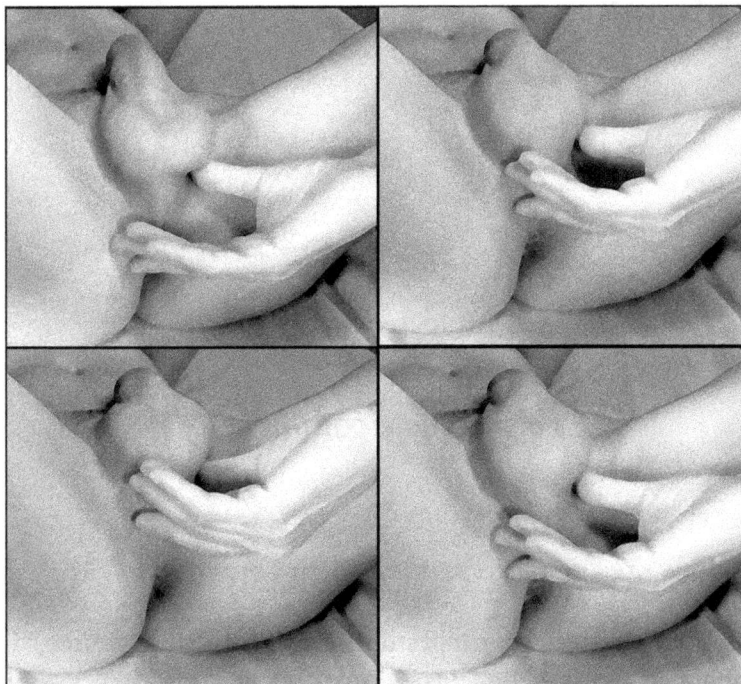

VARIATIONS

☞ Effectuez ces pressions à l'aide du bout de tous les doigts d'une même main et, encore mieux, les doigts des deux mains. Assurez-vous de toucher le plus d'endroits possible.

☞ Réalisez ces pressions sur l'intérieur des cuisses.

☞ Vous pouvez aussi presser le long du pénis avec l'autre main, mais par les côtés plutôt que par devant ou par derrière.

Ouvrir les rideaux

Le spectacle commence!

1. Installez-vous près de votre partenaire, qui est couché.

2. Placez le bout de tous les doigts d'une main (sauf le pouce) sur un des plis internes de la cuisse de votre compagnon. Vos doigts peuvent être lubrifiés ou non.

3. Déplacez lentement le bout des doigts vers le pli interne de la cuisse opposée, comme si vous ouvriez doucement un rideau. Exercez une pression qui va de 2 à 5 sur notre échelle.

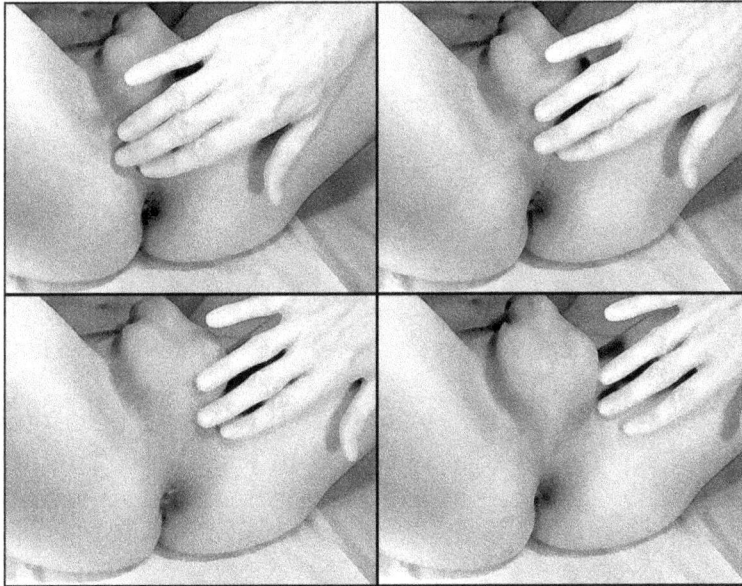

VARIATIONS

☞ Effectuez le mouvement de droite à gauche ou de gauche à droite.

☞ Exécutez-le de haut en bas, en partant près du scrotum et en vous dirigeant vers l'anus.

☞ Une variation plus complexe consiste à placer les paumes de vos mains face à face, à entrecroiser vos doigts et à éloigner, puis rapprocher les doigts de la main gauche de ceux de la main droite, le tout étant effectué sur le périnée de votre partenaire.

La couture

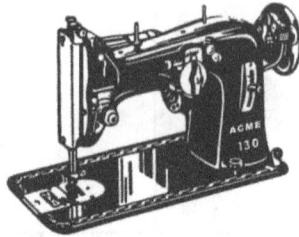

1. Placez-vous près de votre partenaire, qui est couché sur le dos.

2. À l'aide d'un seul doigt, lubrifié ou non, placé près du scrotum, caressez le raphé, cette petite « couture » sur le périnée, d'un mouvement bref, comme si vous tentiez d'enlever une tache avec votre doigt. La pression devrait être située entre 2 et 5 sur notre échelle. Le mouvement est parallèle au raphé.

3. Après 1 seconde, refaites le même mouvement mais un peu plus bas en descendant de quelques millimètres.

4. Répétez l'opération jusqu'à ce que votre doigt soit rendu près de l'anus.

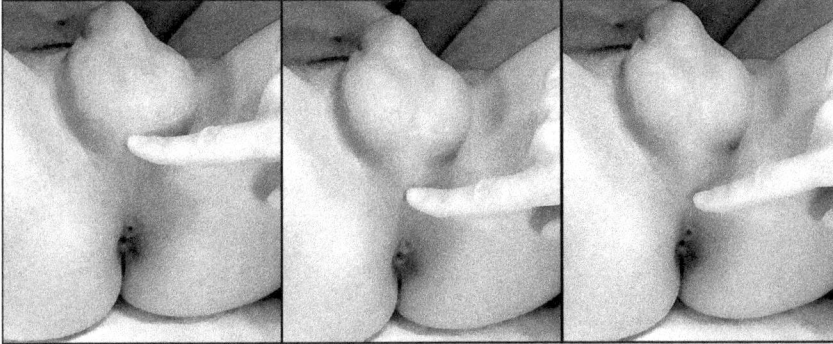

Il est important d'essayer différents types de pression lorsque vous effectuez cette caresse. Certains hommes apprécieront le mouvement plus doux et d'autres celui plus ferme. Il est habituellement préférable d'effectuer des caresses plus douces au début et d'augmenter la pression durant le parcours.

VARIATIONS

☞ Déplacez votre doigt le long du raphé sans le relever.

☞ Partez du bas vers le haut.

☞ Caressez le raphé de côté plutôt que de façon parallèle.

☞ Effectuez cette technique et ses variations en remplaçant votre doigt par votre langue!

Sortir le papier mouchoir de sa boîte

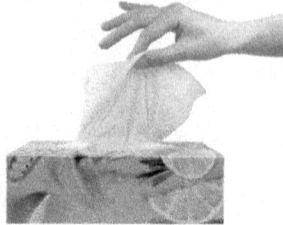

1. Placez-vous près de votre partenaire afin d'avoir accès à son périnée. Il peut être debout ou couché.

2. À l'aide des doigts d'une main lubrifiée ou non, faites comme si vous sortiez un papier mouchoir de sa boîte. Lorsque les doigts se touchent, votre pouce devrait être d'un côté du raphé et les autres doigts, de l'autre.

3. Effectuez ce même mouvement sur le périnée. La pression nécessaire devrait se situer entre 1 et 4 sur notre échelle.

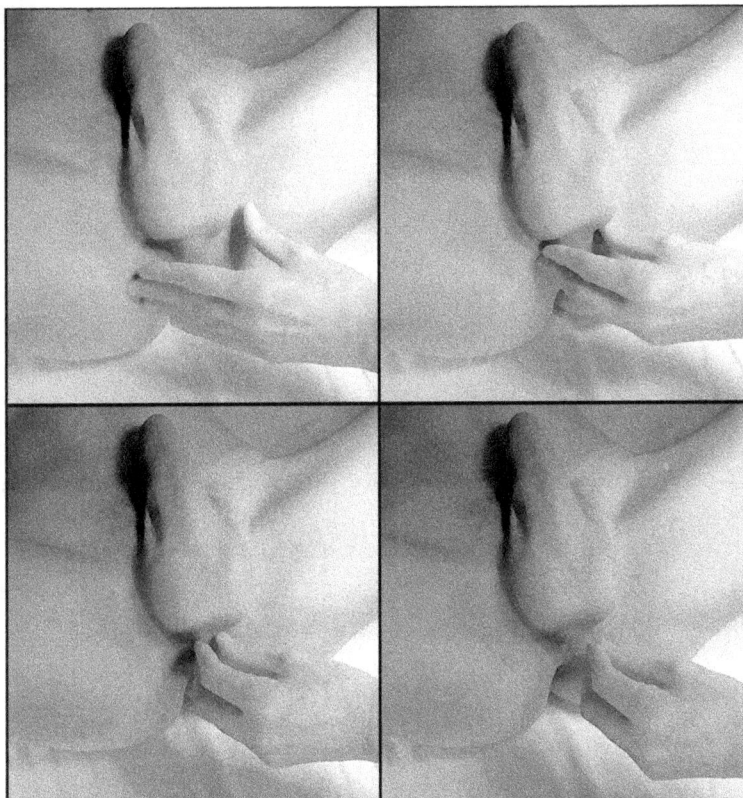

VARIATION

☞ Effectuez le même mouvement mais de bas en haut, le pouce étant près de l'anus et les doigts près du scrotum.

L'aqua-parc

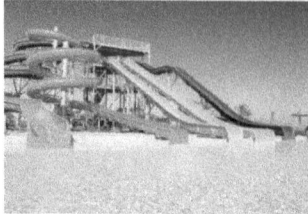

1. Placez-vous debout face à votre partenaire, debout également.

2. Glissez votre main, lubrifiée ou non, paume face au périnée, sous son entrejambe jusqu'à ce que vous puissiez toucher ses fesses. Effectuez ce mouvement en utilisant une pression qui varie de 1 à 4.

3. Ramenez doucement votre main vers vous de manière à caresser tout le périnée.

4. Répétez les étapes 2 et 3.

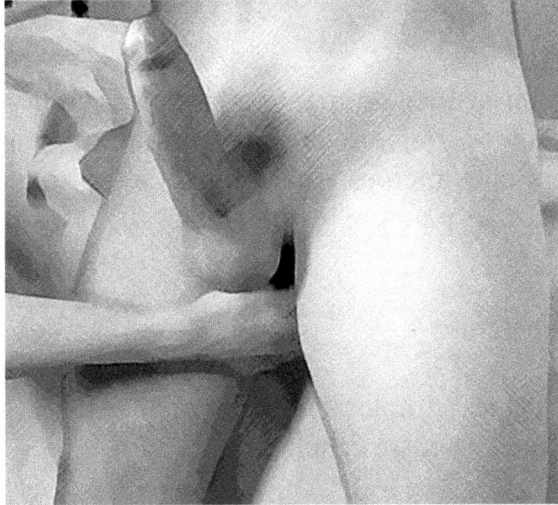

VARIATIONS

☞ Effectuez une rotation de votre poignet en même temps que vous déplacez votre main sur le périnée.

☞ Fermez la main et utilisez ainsi votre poing.

☞ Au lieu de vous placer face à votre compagnon, installez-vous derrière lui.

💡 Vous pouvez effectuer cette technique sous la douche en remplaçant le lubrifiant par du gel douche. Le titre de la technique prend alors tout son sens!

CARESSER LE PUBIS

Toucher le pubis peut intensifier de manière significative le plaisir sexuel de votre partenaire. Les manœuvres qui suivent ne produisent pas nécessairement de sensations notables en elles-mêmes, mais lorsqu'elles sont combinées avec des techniques effectuées sur le pénis, elles peuvent rehausser de façon spectaculaire son degré d'excitation.

Lorsque vous caressez le pénis :

☞ **Mmmm** : placez simplement votre main sur le pubis et exercez une pression de 1 à 4 sur notre échelle.

☞ **Les gouttes de pluie** : effectuez de légers tapotements sur cette zone à l'aide de vos doigts, de votre paume ou d'un objet sensuel.

☞ **Flatter le tigre :** flattez le pubis à l'aide du bout de vos doigts ou en utilisant votre main. Vous pouvez utiliser votre main libre afin de donner un angle au pénis par rapport au corps, ce qui permet de laisser le champ libre à votre autre main pour caresser le pubis.

☞ **L'appui :** lorsque vous effectuez une technique qui vous demande de tenir le pénis par la base, vous pouvez appuyer le côté de votre auriculaire sur le pubis.

☞ **Petits becs :** embrassez le pubis et la région adjacente du pénis.

☞ **Je l'adore** : vous pouvez monter lentement vos mains le long des cuisses de votre partenaire et les arrêter lorsqu'elles touchent au pubis afin de caresser son pubis avec vos doigts ou la paume de vos mains.

Dans de beaux draps

La majorité des techniques que nous vous avons présentées jusqu'à maintenant peuvent être effectuées en utilisant le drap du lit. Le fait qu'un tissu sépare votre main de ses zones érogènes permet :

- une plus grande douceur

- une plus grande sensualité, par la variation des sensations

- une plus grande fluidité dans le mouvement

- d'éviter d'utiliser un lubrifiant.

Les sous-vêtements produisent le même effet. Ils peuvent donc être utilisés à bon escient.

Il est à noter que cette technique est mieux adaptée pour les préliminaires. Comme pour toutes les techniques, elle peut devenir ennuyante si elle est réalisée trop longtemps.

CARESSER L'ANUS

(...ou PARVENIR À LA CAVERNE SECRÈTE ET ATTEINDRE LE TRÉSOR CACHÉ)

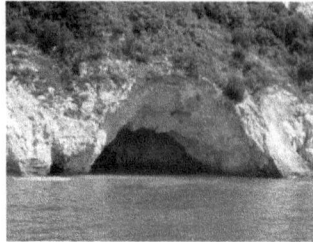

Si vous et votre partenaire êtes ouverts à l'idée d'explorer ce territoire, nous joignons ici des techniques qui sont placées suivant un ordre spécifique :

a) **techniques exploratrices** (pour voir s'il aime ça)

b) **techniques intermédiaires** (parce qu'il a montré de l'intérêt)

c) **techniques avancées** (il n'y a aucun doute : il aime ça!)

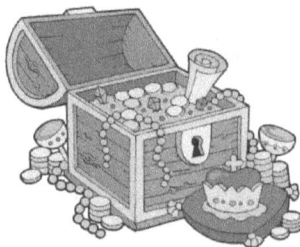

Ici aussi, il est préférable d'en faire moins que trop. Lenteur et douceur sont les mots d'ordre. Y aller trop rapidement pourrait entraîner des douleurs ou des réactions de tensions chez votre homme. Nous vous suggérons d'expérimenter chacune d'entre elles sur vous-même avant de l'effectuer sur un partenaire. Cela vous donnera une idée plus juste des sensations qu'il peut ressentir.

Rappel : Dans ces manœuvres, il est particulièrement important de faire attention à vos ongles, lesquels peuvent faire très mal. Si votre homme apprécie ce type de caresses, vous pourriez envisager de couper l'ongle de votre majeur pour faciliter toutes les manœuvres. N'oubliez pas aussi de bien lubrifier vos doigts!

Où placer le doigt?

Lorsque vous décidez d'insérer votre doigt dans l'anus de votre partenaire, il est primordial de savoir précisément où le placer. Pour avoir accès à toutes les zones sensibles, imaginez que votre homme est couché sur le dos et que vous insérez votre majeur bien lubrifié dans son anus en ayant la paume de la main face au plafond.

Votre doigt va tout d'abord sentir la résistance du sphincter externe de l'anus. Ensuite, il peut rencontrer une deuxième résistance si le sphincter interne est serré. Vous devez les relaxer en massant doucement et en insérant votre doigt très lentement. Votre doigt se retrouve alors dans un canal doux et chaud, le rectum. En l'insérant un peu plus loin tout en le recourbant vers l'avant, le bout de votre doigt va percevoir une masse tendue sous la membrane, de la grandeur d'une demi-tomate cerise et un peu ferme à la pression : c'est la prostate. Attention, car il est facile de la manquer! Il se peut aussi que votre doigt ne soit pas assez long pour la palper.

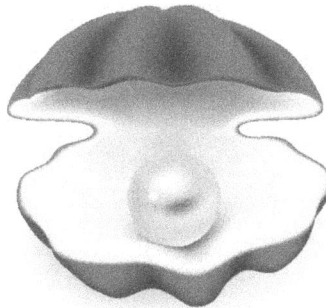

⚠ La prostate est un organe interne très sensible qui est plus vulnérable que la peau ou les muscles. De par sa localisation, elle est habituellement protégée de tout contact. Palpez-la donc avec une grande délicatesse en n'utilisant jamais une pression supérieure à 4 sur notre échelle.

Il est important de caresser en même temps le pénis de votre compagnon ou que celui-ci le fasse puisque les techniques qui sont proposées par la suite ne présentent un réel intérêt, pour certains, que si elles sont jumelées à une stimulation du pénis.

Dans l'éventualité où votre partenaire aime ce type de caresses, ressortez de temps en temps et très lentement de l'anus. Cela aura pour effet de multiplier son plaisir. En effet, les terminaisons nerveuses auront le temps de se sensibiliser à nouveau.

Avant de mettre en pratique les techniques qui suivent, il est fortement recommandé de revoir les sections qui traitent de l'anatomie de la zone anale.

Assieds-toi sur ma cuisse!

Technique exploratrice – aucune pénétration

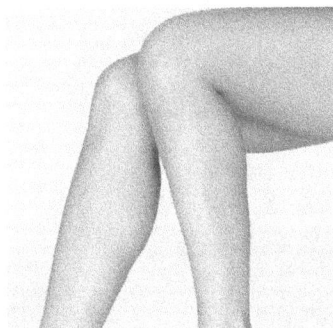

1. Assoyez-vous sur une chaise ou sur le bord du lit. Vos genoux sont pliés avec un angle de 90°. Vos pieds sont solidement ancrés dans le sol.

2. Demandez à votre partenaire de s'asseoir sur une de vos cuisses, en vous faisant face.

3. Informez-le qu'il peut rester assis sur votre cuisse ou se hausser légèrement afin d'augmenter ou de diminuer la pression sur son périnée. Il peut aussi se frotter d'avant en arrière sur votre cuisse. La pression du poids de son corps sur votre cuisse presse contre son périnée et son anus, ce qui a pour effet de stimuler sa prostate.

4. Utilisez vos deux mains afin de caresser son pénis et son scrotum.

Il est possible qu'à un moment donné, votre partenaire se mette à frotter son périnée sur votre jambe. S'il le fait, c'est qu'il a découvert le plaisir de la prostate!

Vous ne verrez probablement plus le fait de s'asseoir sur la cuisse de quelqu'un de la même manière!

Autour de l'entrée de la caverne

Technique exploratrice – aucune pénétration

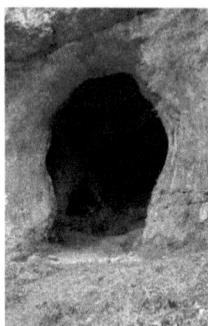

1. Placez-vous près de votre partenaire pour avoir accès à son anus.

2. Déplacez délicatement votre doigt, lubrifié ou non, sur la zone qui se trouve autour de l'anus. C'est une zone très innervée et très sensible. Puisque c'est aussi une zone qui est tabou pour beaucoup d'hommes, il faut être particulièrement à l'écoute de ses réactions afin de voir si vous pouvez ou non tenter une deuxième technique.

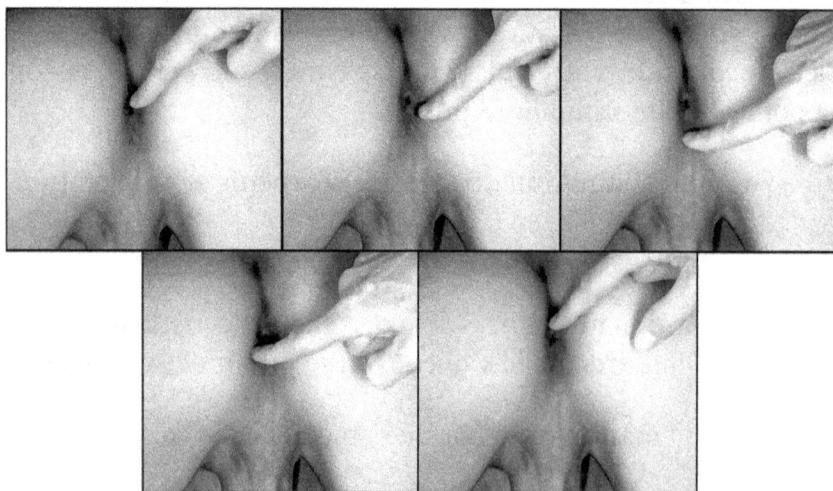

Poser le doigt sur la sonnette

Technique exploratrice – aucune pénétration

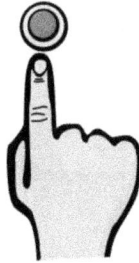

1. Lubrifiez ou non un de vos doigts.

2. Touchez délicatement l'anus avec votre index. Votre doigt ne pénètre pas l'anus, il reste près de l'entrée, à l'extérieur. La simple présence de votre doigt est une stimulation suffisante. Il faut y aller avec douceur!

3. En même temps, assurez-vous que son pénis est stimulé soit par votre autre main, votre bouche ou sa propre main.

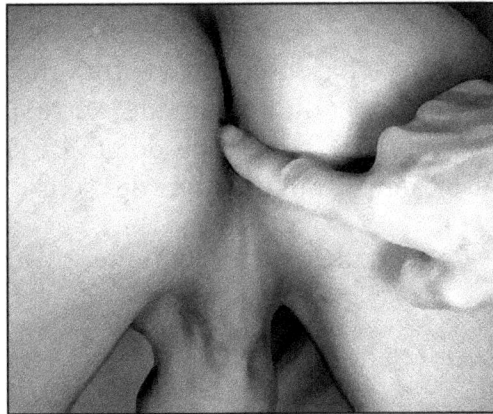

VARIATION

☞ Ajoutez un léger mouvement de vibration à votre doigt. Tracez des petits cercles de la grosseur de votre pouce sur l'anus.

Entrera? N'entrera pas?

Technique exploratrice –légère pénétration

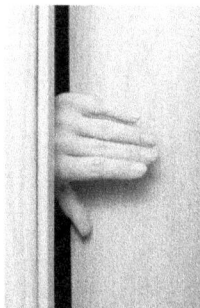

Cette technique est parfaite pour l'homme qui a peu d'expérience à ce niveau car elle est délicate et peu intrusive. Soyez très à l'affût des réactions de votre partenaire. Il est possible que même s'il a aimé la première technique, il ne soit pas prêt pour celle-ci.

1. Lubrifiez bien votre majeur.

2. Insérez délicatement et lentement votre majeur de quelques millimètres dans le vestibule du rectum de votre partenaire, qui est debout ou couché. Arrêtez de bouger ce doigt. La simple présence de votre doigt à cet endroit devrait lui procurer des sensations agréables.

3. Après une dizaine de secondes, sortez lentement votre doigt.

VARIATION

☞ Lorsque votre doigt est à l'intérieur, au lieu de le sortir, déplacez-le délicatement d'à peine un millimètre vers les côtés, puis revenez au centre. Ensuite, déplacez-le vers le côté opposé ou encore vers le haut ou vers le bas.

Le chemin

Technique intermédiaire – avec pénétration

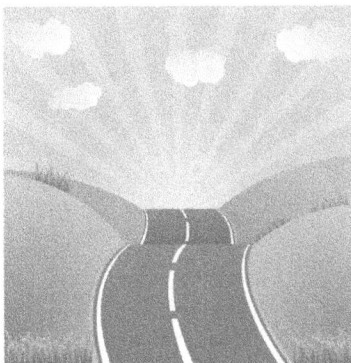

1. Lubrifiez votre majeur.

2. Placez-vous de façon à avoir accès à l'anus de votre partenaire, qui est debout ou couché sur le dos.

3. Insérez-le délicatement et lentement dans l'anus jusqu'à la 2ième jointure. La pression exercée ne dépasse pas 3 sur notre échelle.

4. Déplacez votre majeur au milieu sans bouger le reste de la main. Le mouvement ressemble au mouvement de l'index lorsqu'on veut dire : « Viens ici! », mais qui serait plutôt effectué avec le majeur au ralenti.

VARIATION

☞ Lorsque vous avez bien identifié l'endroit où commence la prostate, déplacez votre doigt de façon à ce qu'il bute à chaque 2 secondes sur le début de la prostate.

Le bout du doigt

Technique intermédiaire – avec pénétration

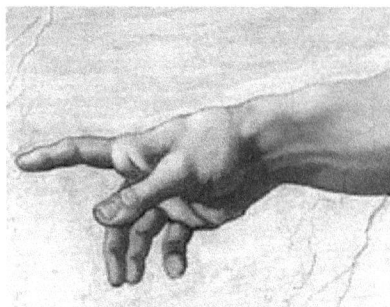

Cette technique est idéale si vous désirez préparer l'anus de votre partenaire à une pénétration plus profonde.

1. Lubrifiez bien votre index.

2. Touchez délicatement l'anus avec votre index.

3. Laissez lentement votre doigt glisser de quelques millimètres à l'intérieur de l'anus.

4. Sortez lentement votre doigt.

5. Entrez à nouveau votre doigt mais cette fois-ci de quelques millimètres de plus.

6. Alternez l'entrée et la sortie en allant à chaque fois un petit peu plus profondément. Sachez que le but de cette technique n'est pas d'aller le plus profondément possible mais de stimuler lentement et avec délicatesse les parois du rectum.

Expérimentez sur vous-même! Vous aurez ainsi une meilleure idée des sensations que pourra ressentir votre partenaire.

N'insérez jamais votre doigt trop rapidement! Ne sortez jamais votre doigt trop rapidement non plus car c'est douloureux. Allez-y doucement sinon vous n'aurez peut-être jamais l'occasion d'y retourner! Modérez vos mouvements jusqu'à ce que vous soyez tous les deux à l'aise avec cette technique.

Le serpent

Technique avancée – avec pénétration

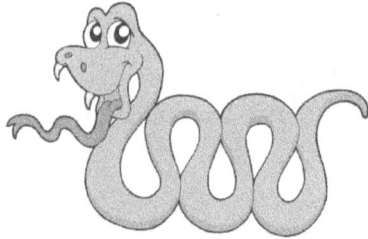

Il s'agit de reproduire, avec le majeur, la forme caducée du serpent.

1. Placez-vous face à votre partenaire qui est debout ou couché.

2. Lubrifiez bien votre majeur.

3. Insérer-le lentement en entier dans l'anus, la paume face à vous. La pression utilisée ne devrait pas dépasser 3 sur notre échelle.

4. Lorsque votre doigt est inséré au maximum, en exerçant la pression vers vous, déplacez-le lentement en reproduisant la forme caducée du serpent.

5. Arrêtez le mouvement alors que votre doigt est encore à l'intérieur, environ au niveau de la première jointure, votre paume vous faisant toujours face.

6. Insérez à nouveau votre doigt.

7. Recommencez les étapes 3 à 5.

VARIATIONS

☞ En même temps que vous effectuez ce mouvement, exercez des pressions délicates sur le périnée à l'aide de votre main libre.

☞ Au lieu de tracer la forme du serpent, faites comme si vous écriviez des mots et, pourquoi pas, votre prénom!

Le métronome

Technique avancée – avec pénétration

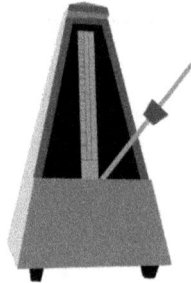

Avec cette technique, vous allez tenter de reproduire le mouvement de pendule du métronome.

1. Lubrifiez bien votre majeur.

2. Placez-vous près de votre partenaire, qui est soit couché ou debout.

3. Votre paume vous faisant face, insérez lentement votre majeur dans le rectum.

4. À l'aide de ce doigt, effectuez le mouvement du métronome en passant sur la prostate. Un déplacement d'un côté à l'autre devrait durer environ 2 secondes ou plus.

VARIATION

☞ À l'étape 4, au lieu de reproduire le mouvement du métronome, tracez des cercles sur la prostate dans un sens, puis dans l'autre. Si votre doigt effectue cette technique durant l'éjaculation, vous allez sentir la contraction de la prostate.

Les à-côtés

Technique avancée – avec pénétration

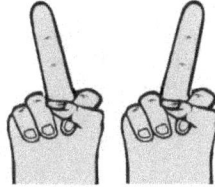

1. Lubrifiez bien votre majeur.

2. Placez-vous de façon à avoir accès à l'anus de votre partenaire, qui est debout ou couché.

3. Insérez délicatement votre doigt à l'intérieur de l'anus, votre paume vous faisant face. La pression exercée se situe entre 1 à 3 sur notre échelle.

4. Déplacez lentement votre doigt vers un des côtés. À un moment, votre doigt ne pourra pas aller plus loin.

5. Explorez délicatement cette région en montant et en descendant le long de cette limite. La main est immobile, c'est seulement le doigt qui bouge.

VARIATION

☞ Effectuez les mêmes étapes de l'autre côté.

Entrer et sortir

Technique avancée – avec pénétration

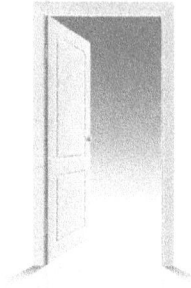

Cette technique consiste à insérer et sortir votre majeur du rectum. Cela implique une grande délicatesse!

1. Lubrifiez bien votre majeur.

2. Placez-vous face à votre partenaire de façon à avoir accès à son anus. Il peut être couché ou debout.

3. Insérez votre majeur lentement jusqu'au maximum. Nous vous suggérons de prendre au moins 20 secondes pour le faire. Le fait de l'effectuer en moins de temps pourrait créer des tensions chez votre partenaire. La pression exercée avec le doigt ne doit pas dépasser 3 sur notre échelle.

4. Prenez du temps et sortez lentement votre doigt.

Prenez votre temps! La vitesse est inversement proportionnelle au plaisir qu'éprouvera votre partenaire!

VARIATIONS

☞ Laissez le bout de votre doigt à l'intérieur de l'anus.

☞ Lorsque votre doigt est inséré complètement dans l'anus, si vous êtes capable de palper la prostate, profitez-en pour la masser quelques secondes.

Flâner dans le vestibule de façon zen

Voici un texte qui a pour objectif de vous permettre de comprendre dans quel état d'esprit doivent s'effectuer les caresses lorsque vous caressez l'anus de votre partenaire.

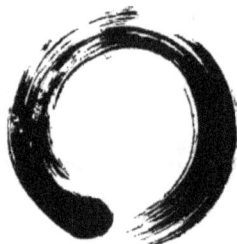

Son pénis est en érection. Vous le touchez lentement. Vous glissez votre autre main sous ses testicules et caressez son scrotum. Vous l'effleurez avec votre poignet alors que votre main se déplace lentement entre ses jambes. Vos doigts se déplacent sur son périnée, en zigzag sur son raphé. Vos doigts caressent délicatement la peau alors que vous les déplacez lentement vers l'anus en suivant la petite crête légèrement relevée de l'Axe du plaisir. Votre index arrive près de l'anus et s'arrête durant quelques secondes. Pour vous, ce n'est pas grand-chose, mais pour lui, vous venez de franchir la frontière d'un endroit encore plus intime que son pénis, alors, il a besoin d'un petit moment pour s'y habituer. Un peu de patience...

Après avoir attendu dix, vingt, trente secondes, bougez délicatement votre doigt. Pas en dedans mais en dehors. Appliquez une légère pression à l'entrée, comme la patte d'un chat sur un coussin.

Après un petit moment, vous caressez toujours son pénis ou vous le laissez se masturber. Frôlez l'entrée de l'anus avec votre doigt. Laissez-le se déplacer vers le centre, puis écartez-le. Il n'y a pas de presse. Vos doigts agacent, ils flânent. Ils touchent et ne touchent pas. Vous glissez à nouveau votre doigt le long du raphé. Puis, de retour près de l'entrée, en faisant mine d'entrer à l'intérieur mais sans procéder.

Secouez légèrement votre doigt sur l'entrée de l'anus. Si vous utilisez un lubrifiant et que vos ongles ne sont pas pointus, vous pouvez presque insérer votre doigt à l'intérieur. Observez sa réaction.

Si vous percevez un encouragement, vous pouvez le taquiner encore quelques fois, puis glissez votre doigt à l'intérieur d'environ un centimètre et sortez-le.

Votre doigt pénètre graduellement un peu plus loin à chaque tentative, jusqu'à ce que, quelques minutes plus tard, vous l'insériez complétement à l'intérieur. Vous sentez sa prostate et lentement, faites délicatement glisser votre doigt tout autour.

Il est dans un état second.

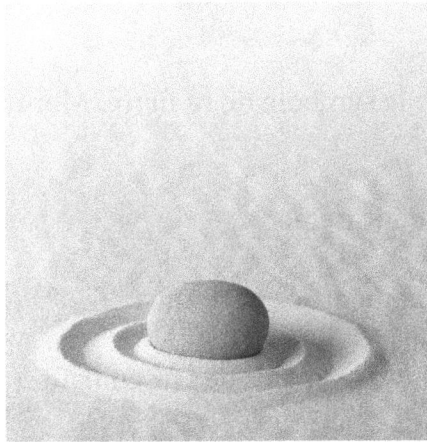

Haiku

Un doigt qui entre lentement

vers le centre

moment divin

CARESSER SES AUTRES ZONES ÉROGÈNES

La poitrine

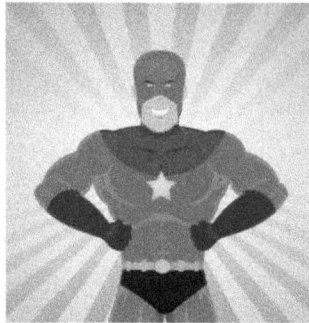

La poitrine d'un homme est le symbole de sa fierté. Montrez-lui que vous raffolez de sa poitrine :

☞ en la caressant délicatement.

☞ en massant fermement ses pectoraux.

☞ en y faisant glisser vos mains de bas en haut.

Les mamelons

Vous êtes-vous déjà demandé: pourquoi les hommes ont des mamelons?

Il y a deux réponses. Vous pouvez choisir celle que vous préférez :

Réponse 1: Les femelles en ont besoin pour allaiter leurs petits et, les mamelons se développent dans le fœtus avant que les hormones ne différencient le sexe du bébé. Ils sont donc déjà là avant même que les caractéristiques masculines ne se développent.

Réponse 2: Parce que c'est amusant lorsqu'on joue avec.

Comme certains hommes vous le diront, les mamelons sont une zone érogène importante de leur anatomie. Plusieurs adorent qu'ils soient touchés, léchés, tirés, pincés, caressés. Certains préfèrent les caresses douces, d'autres les aiment plus rudes. Quelques hommes ont aussi des mamelons totalement insensibles.

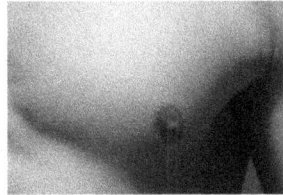

Vérifiez si votre partenaire aime ce genre de caresses et, si c'est le cas, adaptez le type de pression que vous utilisez à ses préférences:

☞ **Masser:** Commencez par effleurer délicatement ses mamelons avec votre doigt. Massez-les de haut en bas ou en cercles.

☞ **Chiquenaude :** Vous pouvez donner une légère chiquenaude à l'aide de vos doigts. Commencez avec beaucoup de délicatesse, car il peut trouver cela désagréable.

☞ **Pincement :** Appuyez sur son auréole ou sur son mamelon à l'aide de votre pouce et de votre index, en utilisant un niveau de pression de 1 à 6 sur notre échelle.

☞ **Tirer :** Vous pouvez tirer sur son auréole et/ou sur son mamelon en l'éloignant de son corps ou vers les côtés. Utilisez un niveau de pression entre 1 et 6.

☞ **Lécher :** Parfois, vos mains sont déjà occupées à effectuer des caresses sur une autre partie de son corps. Vous n'avez donc pas le choix, vous devez utiliser votre bouche! C'est tellement sensuel!

☞ **Mordiller :** Le fait d'appliquer une pression légère et irrégulière à l'aide de vos dents sur ses mamelons peut être très excitant. Par contre, assurez-vous de ne pas laisser de traces!

Le ventre

Certains hommes peuvent être excités par les caresses effectuées sur leur ventre. Cela a un effet apaisant qui permet au diaphragme et aux muscles abdominaux de se détendre. Votre partenaire sera alors apaisé. Ce type de caresse permet de stimuler le pubis du même coup.

La nuque

Appréciez-vous que votre partenaire embrasse votre nuque où qu'il y déplace son nez? La nuque possède de nombreuses terminaisons nerveuses qui font en sorte qu'elle est excitante pour la majorité des gens.

☞ Caressez ou embrassez sa nuque. Cela peut créer une expérience fabuleuse lorsque vous combinez ce geste à d'autres techniques.

Techniques multizones

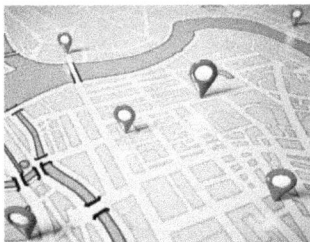

Vous allez maintenant découvrir une série de techniques qui touchent à plus d'une zone érogène à la fois.

Ces techniques sont intéressantes, car elles provoquent l'affolement du système nerveux de votre homme. En effet, les terminaisons nerveuses des différentes parties du corps étant stimulées simultanément et le cerveau de votre partenaire ne sait alors plus où donner de la tête.

Certaines de ces techniques peuvent demander plus de dextérité : vous devez parfois effectuer des mouvements différents avec vos deux mains et parfois même avec une troisième partie de votre corps. Il vous faudra probablement plus de pratique avant de bien les maîtriser.

Nous vous recommandons de ne pas commencer par ces techniques mais plutôt par les techniques précédentes. Avec le temps, vous gagnerez en efficacité et en habiletés manuelles.

Depuis le début du livre, nous avons mis l'accent sur les caresses manuelles. Par contre, puisque vous êtes à l'étape de caresser plusieurs zones en même temps, il vous faudra recourir à d'autres parties de votre corps. Celle qui peut être d'un grand secours est votre bouche car elle peut souvent remplacer une main dans plusieurs des techniques proposées jusqu'à maintenant.

Le prisonnier

- **PÉRINÉE**
- **PÉNIS**
- **ÉROZONE ANALE**

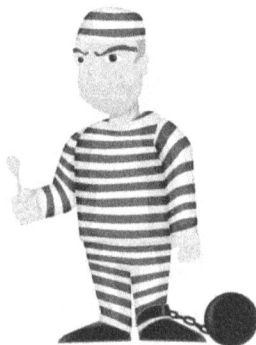

1. Tenez-vous debout derrière votre partenaire, qui est debout.

2. Demandez-lui de se caresser le pénis.

3. Pendant qu'il se masturbe, glissez votre main, lubrifiée ou non, entre ses jambes en ayant soin de caresser au passage la fente de ses fesses avec vos doigts.

4. Lentement, continuez à avancer votre main en caressant son périnée. Votre poignet devrait maintenant être en contact avec son Érozone anale. Vous pouvez aussi effectuer une rotation de votre main et de votre poignet afin de stimuler son Axe du plaisir sur toute sa longueur.

5. Avancez vos doigts, lesquels devraient maintenant toucher son scrotum le long du raphé.

6. Entourez son scrotum de votre main et caressez-le.

7. Avancez ensuite vos doigts vers l'avant afin de toucher la base de son pénis. Il peut cesser de se masturber à ce stade. Vous pouvez caresser son pénis avec la même main, ou vous pouvez commencer à le masturber avec votre main libre.

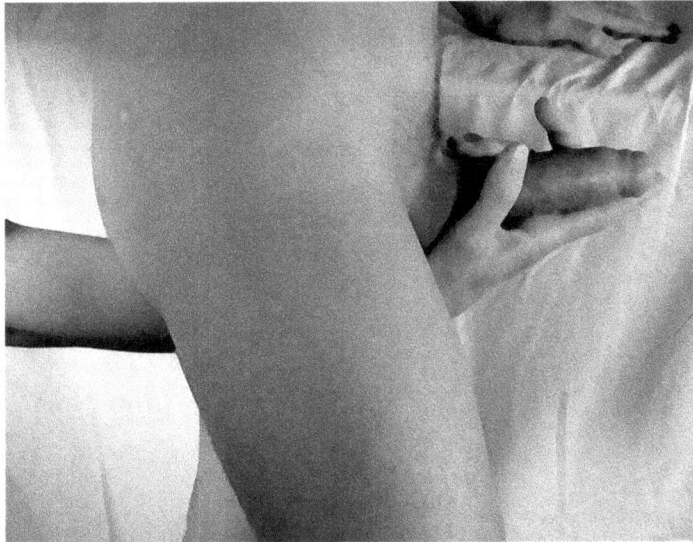

8. Déplacez doucement le bras qui a effectué les étapes 1 à 7 d'avant en arrière en maintenant un plein contact entre votre bras, votre main, votre poignet et toutes les zones érogènes de votre partenaire. Vous pouvez exercer une pression de niveau 1 à 4 sur son périnée à l'aide de votre avant-bras.

9 À toutes les 30 secondes, changez la position de votre main et de vos doigts qui se trouvent entre les jambes de votre partenaire.

VARIATION

☞ Vous pouvez effectuer cette technique en vous plaçant derrière votre partenaire, qui est à genoux sur le lit.

🔆 Pour donner pleinement son sens au nom de cette technique, vous pouvez menotter ou ligoter votre partenaire. Vous pouvez attacher ses mains devant lui ou derrière son dos, selon que vous vouliez qu'il se masturbe ou non. Frissons assurés!

Le sentier de l'entrejambes

- **PÉRINÉE**
- **CUISSE**
- **PLI INTERNE DE LA CUISSE**

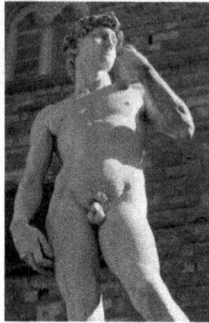

1. Votre partenaire est couché sur le dos ou est debout.

2. Déposez un ou plusieurs doigts sur une cuisse de votre partenaire (près du genou).

3. Déplacez lentement votre main vers le pli interne de la cuisse.

4. Continuez le mouvement en caressant délicatement le périnée du bout des doigts.

5. Poursuivez votre mouvement vers le genou de l'autre jambe.

6. Répétez le mouvement en sens inverse.

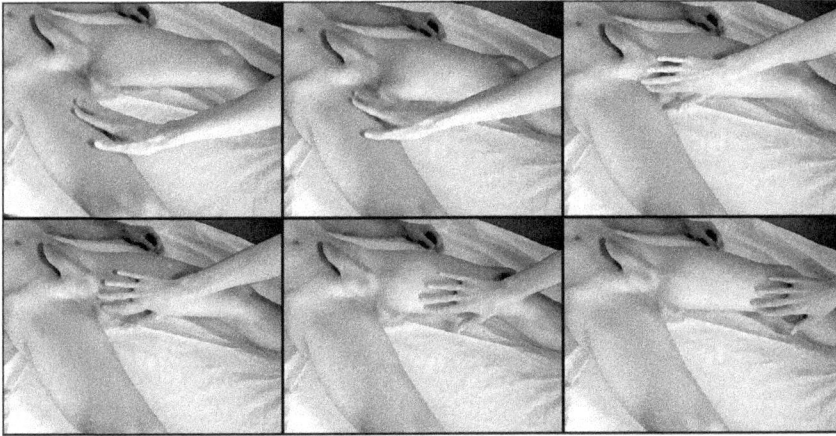

VARIATIONS

☞ Au lieu des doigts, utilisez la paume de votre main ou votre langue!

☞ Lorsque vous touchez le périnée, profitez-en pour intégrer une technique présentée dans le chapitre sur le périnée puis, continuez le mouvement.

👓 *Vous pourriez utiliser un lubrifiant mais il faudra que les cuisses et le périnée soient aussi préalablement lubrifiés. C'est parfait pendant un massage!*

Le diamant

- **PÉRINÉE**
- **PÉNIS**
- **SCROTUM**
- **PUBIS**

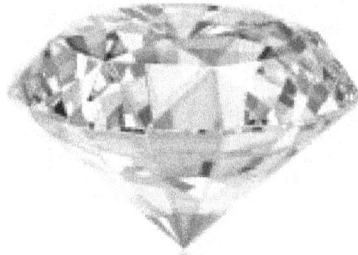

Cette technique permet de caresser en même temps le périnée, le pubis, le scrotum et le pénis. Pas mal pour une technique si simple!

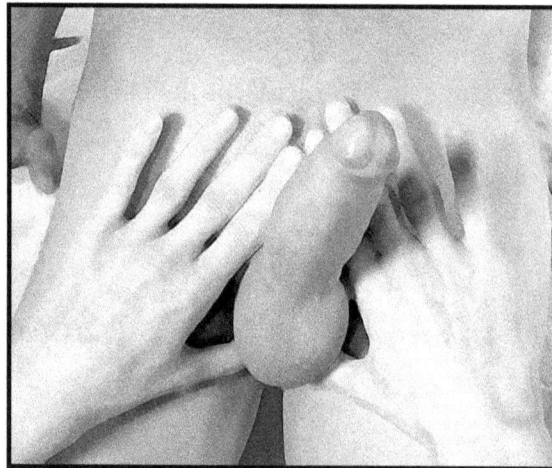

1. Lubrifiez vos mains ou non.

2. Placez vos deux pouces sur le périnée près du scrotum. Il est possible que le scrotum pende par-dessus vos pouces.

3. Déposez le bout de vos index sur le pubis, à l'arrière du pénis. Vos pouces et vos index prennent la forme d'un diamant.

4. Avec vos pouces, caressez le périnée ou le scrotum.

5. En même temps, caressez le pubis à l'aide de vos index.

Il est préférable de stimuler le pénis en même temps. Pour ce faire, il y a quatre possibilités :

☞ Vous utilisez votre bouche.

☞ Il se stimule lui-même.

☞ Vous faites le **demi-diamant**. Il s'agit de la technique du diamant mais effectuée avec une seule main. Vous pouvez ainsi le caresser à l'aide de votre main libre.

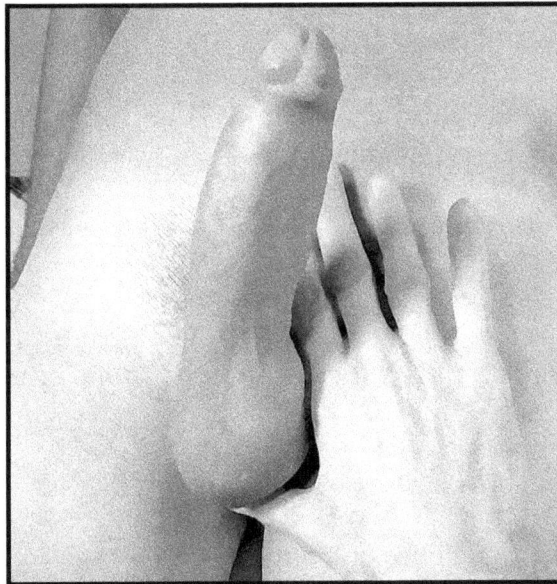

☞ De temps en temps, vous libérez une main pour aller caresser le pénis puis vous la replacez.

Le J

- **PÉRINÉE**
- **SCROTUM**
- **PÉNIS**

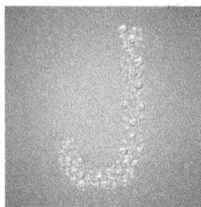

1. Placez-vous debout face à votre partenaire, également debout.

2. Insérez votre main, lubrifiée ou non, sous son entrejambe afin que votre paume puisse caresser son périnée.

3. La paume de votre main exerce une pression de 1 à 5 sur notre échelle, sur le périnée.

4. En même temps, votre poignet exerce une légère pression sur la partie du pénis comprise entre les testicules. Prenez soin d'écarter les testicules avec votre poignet.

5. Avec votre avant-bras, frottez le devant du pénis.

6. Il vous reste une main libre qui peut :

- exercer une pression sur le Point du levier.

- effectuer des techniques au choix sur le pénis.

- envoyer un texto.

L'hameçon

- PÉRINÉE
- ANUS
- RECTUM

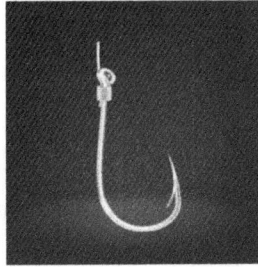

1. Placez-vous face à votre partenaire.

2. Insérez votre main sous son entrejambe.

3. Placez un de vos index, lubrifié ou non, près de l'entrée de l'anus et caressez-en l'extérieur.

4. Avec la paume de la même main, exercez une légère pression sur le périnée.

VARIATIONS

☞ Vous pouvez aussi déplacer légèrement votre paume, tout en gardant l'index sur l'anus.

☞ Vous pouvez produire une vibration dans votre main et votre doigt en même temps que vous effectuez la technique.

☞ Si votre partenaire est ouvert à l'idée, vous pouvez insérer légèrement votre index lubrifié dans le rectum.

Le carrousel

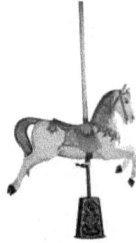

1. Placez votre main, votre poignet et votre avant-bras, lubrifiés ou non, sur un même axe.

2. Installez-vous face à votre partenaire, qui est soit debout, agenouillé sur le lit ou étendu sur le côté.

3. Glissez votre main entre ses jambes. Le côté de votre main ainsi que ceux de votre poignet et de votre avant-bras glissent le long du périnée, en utilisant une pression située entre 1 et 4 sur notre échelle.

4. En même temps que votre main caresse le périnée, commencez à changer l'angle de votre poignet pour que votre main entre en contact avec son Érozone anale. Vous pouvez utiliser une plus forte pression sur cette partie du corps que sur le périnée (entre 1 et 6). S'il est debout, vous pouvez exercer une pression plus forte et supporter ainsi une partie de son poids.

5. Avec l'autre main, stimulez son pénis en utilisant la technique que vous voulez ou laissez-le se caresser lui-même.

6. Massez son Érozone anale avec le côté de votre main, en utilisant un des mouvements suivants :

- des petits mouvements circulaires.

- des pressions par intervalles (pression durant 3 secondes, arrêt durant 3 secondes).

• des aller-retours.

• des rotations de l'axe de votre avant-bras afin que les différents côtés de votre avant-bras caressent en même temps son périnée et son Érozone anale.

En plus de stimuler les terminaisons nerveuses de son scrotum, de son périnée et de son Érozone anale, cela fait en sorte de presser sur son pénis caché et, indirectement, sur sa prostate.

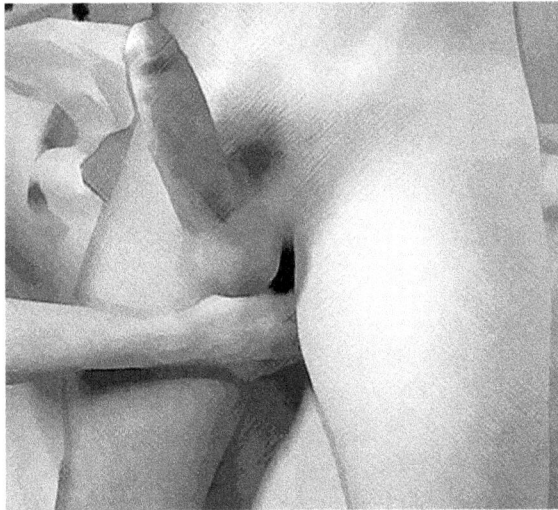

VARIATION

☞ En même temps que votre avant-bras et votre poignet effectuent une pression sur son Axe du plaisir, agrippez et pressez une de ses fesses avec votre main.

💡 Cette technique peut être effectuée avec ou sans lubrifiant. Essayez les deux façons, chacune génère des sensations différentes.

Le trio gagnant

- **PÉRINÉE**
- **PÉNIS**
- **ÉROZONE ANALE**
- **PROSTATE**

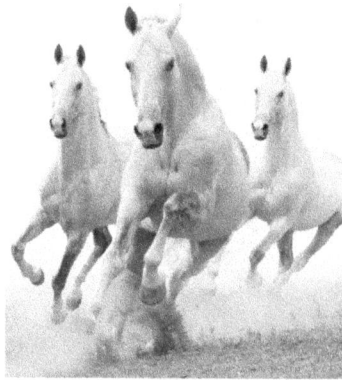

Lorsque vous maîtrisez bien les techniques précédentes, vous pourrez expérimenter celle-ci, qui en utilise trois en même temps :

1. Effectuez une fellation.

2. En même temps, insérez un doigt dans l'anus et effectuez un massage de la prostate.

3. Avec votre autre main, caressez son scrotum et son périnée.

VARIATION

☞ À l'étape 3, au lieu de caresser le scrotum ou le périnée, encerclez le pénis à la base et, en même temps que vous effectuez la fellation, masturbez votre partenaire.

☝ Si l'idée qu'il éjacule dans votre bouche vous dégoûte, nous vous suggérons de lui dire avant, car cette technique peut déclencher rapidement l'éjaculation.

⚠ Assurez-vous de ne toucher à aucune partie extérieure de son corps avec le doigt que vous avez inséré dans l'anus. Si l'un de vous se fatigue de la pénétration d'un doigt, vous pouvez enlever le condom de doigt ou vous laver les mains.

Par où commencer?

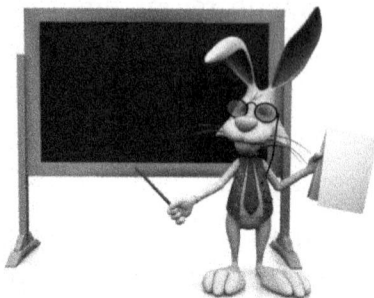

Vous possédez maintenant toutes les connaissances indispensables afin de caresser votre partenaire d'une manière extraordinaire. À présent, c'est le temps de les mettre en pratique. Il est possible qu'une légère inquiétude vous gagne face à tant d'informations à maîtriser en même temps et c'est normal. Comme pour tout apprentissage, il faut y aller graduellement. Commencez par choisir une ou des techniques que vous avez le goût d'expérimenter sur votre partenaire.

Afin de gagner en assurance et de bien maîtriser les techniques, commencez par pratiquer sur un godemiché ou sur un objet qui rappelle le pénis. Cela aura pour effet de vous permettre d'intégrer manuellement la technique, un peu comme un pianiste qui pratique une partition avant de la présenter sur scène.

Ajoutez graduellement d'autres techniques à vos ébats. Ne vous attendez pas à tout maîtriser du premier coup. Il est probable que vous ayez à réviser les étapes de certaines techniques, car tout art demande du temps et de la pratique.

Dans l'éventualité où vous auriez expérimenté les techniques sur le même homme et que vous vous retrouviez avec un nouveau partenaire, vous vous rendrez compte qu'il vous sera nécessaire de revenir à la base et de refaire vos gammes. Comme nous l'avons déjà mentionné, chaque homme est tellement différent!

Perfectionnez votre art

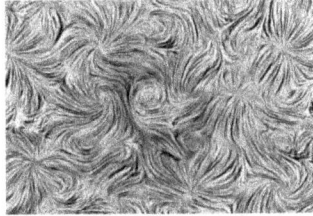

Si vous appliquez à la lettre tout ce qui a été présenté dans ce livre, vous posséderez un savoir-faire exceptionnel dans l'art de caresser érotiquement votre partenaire.

Nous désirons cependant porter votre habileté à caresser voluptueusement un homme à un niveau supérieur, c'est-à-dire voir émerger l'artiste en vous!

Un peintre qui débute doit tout d'abord apprendre les techniques de peinture pour les expérimenter par la suite. Lorsqu'il les maîtrise bien, le peintre peut ensuite les utiliser à sa guise. Son but ne sera pas de les appliquer à la lettre, mais de les transcender afin d'arriver à s'exprimer grâce à la peinture. C'est à ce moment que le peintre devient un artiste-peintre.

De la même manière, vous devrez commencer par découvrir et expérimenter les diverses techniques présentées dans ce livre. Votre premier objectif pourrait être de bien les maîtriser afin d'augmenter le plaisir de votre partenaire. Le but ultime est toutefois d'arriver à un état où vous agissez d'une manière inspirée et créative en utilisant les techniques afin d'exprimer, par vos mains, ce que vous ressentez pour votre partenaire. Vous établissez alors une communication authentique, une intimité profonde et une grande complicité.

Message important pour le monde entier

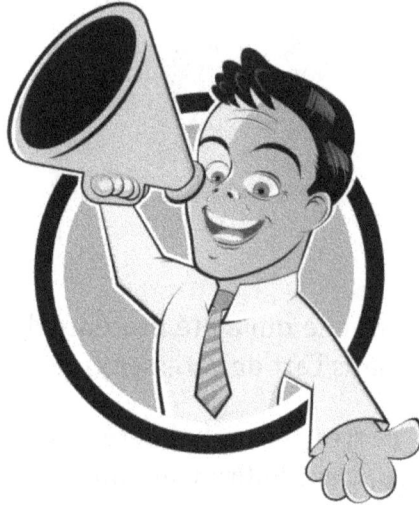

Il existe un grand danger qui menace de ruiner le plaisir que vous vous évertuez tant à donner à votre partenaire et il est d'intérêt public d'en faire mention ici : prenez conscience du péril que peuvent représenter vos dents! Même si ce livre met l'accent sur les caresses effectuées à l'aide de vos mains, vous vous retrouverez peut-être parfois en train de faire une fellation à votre partenaire. Ce qu'il faut éviter à tout prix, c'est que vos dents entrent en contact avec son pénis. Cette erreur se produit plus souvent que vous ne le pensez, même si vous croyiez que ce n'est pas votre cas. La meilleure chose à faire est de demander à votre partenaire s'il sent vos dents. En abordant ce danger d'une façon réfléchie et prudente, nous transformerons la Terre en un monde meilleur!

Partez à l'aventure!

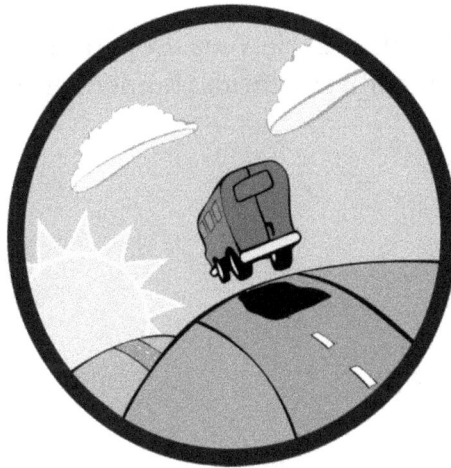

Vous profitez maintenant d'un précieux recueil de techniques et de manœuvres qui, selon la façon dont vous les jumellerez, formeront une infinité de combinaisons possible. S'il y a un domaine où il ne faut pas tenter de performer mais plutôt d'avoir du plaisir, c'est bien celui-ci. Ne vous prenez donc pas au sérieux car l'important est de vous amuser en vous fiant à votre instinct.

Si tout au long de vos expérimentations, vous avez demandé régulièrement l'avis de votre partenaire (en mots ou sur une échelle de 1 à 10), vous devriez désormais avoir établi une communication franche et directe avec lui, développé une plus grande intimité commune et acquis une connaissance profonde de ce qui lui plaît. Cet exercice vous permettra peut-être d'exprimer à votre tour clairement et avec ouverture vos propres besoins et vos goûts en matière de plaisir sexuel.

Nous vous invitons à faire preuve de créativité et à varier les techniques. Pourquoi ne pas inventer vos propres techniques afin d'exprimer par vos mains, tout l'amour, tout le désir, tout le respect que vous ressentez pour celui qui s'abandonne à vos caresses?

Nous vous avons révélé tous nos secrets sur l'art de caresser érotiquement un homme. Nous espérons que notre approche va vous mener, tous les deux, à prendre tout le temps nécessaire à la pratique de cet art érotique en appréciant le plaisir que vous aurez à faire monter la jouissance à son paroxysme.

Votre succès ultime sera d'avoir près de vous un partenaire souriant, comblé et prêt à tout pour vous faire plaisir, car il se sentira vraiment entre bonnes mains!

Notes

www.ingramcontent.com/pod-product-compliance
Lightning Source LLC
Chambersburg PA
CBHW081413270326
41931CB00015B/3261